泌尿系疾病中西医科普系列丛书

前列腺癌

中西医防治问答

主　编　张亚强

U0823749

中国协和医科大学出版社
北　京

图书在版编目（CIP）数据

前列腺癌中西医防治问答 / 张亚强主编. -- 北京 : 中国协和医科大学出版社, 2025. 5. -- (泌尿系疾病中西医科普系列丛书). -- ISBN 978-7-5679-2591-5

Ⅰ. R737.25-44

中国国家版本馆CIP数据核字第2025XD5163号

主　　编　张亚强
责任编辑　李元君　杨雪娇
封面设计　邱晓俐
责任校对　张　麓
责任印制　黄艳霞
出版发行　**中国协和医科大学出版社**
（北京市东城区东单三条9号　邮编100730　电话010-65260431）
网　　址　www.pumcp.com
印　　刷　天津画中画印刷有限公司
开　　本　710mm×1000mm　1/16
印　　张　10.5
字　　数　150千字
版　　次　2025年5月第1版
印　　次　2025年5月第1次印刷
定　　价　59.00元

编者名单

主　编　张亚强

副主编　卢建新　宋竖旗　陈　达　黄　真

编　者　（按姓氏笔画排序）

于慧兰　中国中医科学院广安门医院
马　儒　中国中医科学院广安门医院
王　炎　深圳市罗湖区中医院
尹学来　南京中医药大学附属南京中医院
石世华　中化二建集团医院
卢建新　中国中医科学院广安门医院
刘　冬　北京中医药大学第三附属医院
刘　兵　中国中医科学院广安门医院
刘昭文　北京中医药大学东方医院
江龙凤　深圳市罗湖区中医院
祁雷磊　中国中医科学院广安门医院
李克刚　安岳县人民医院
杨俊锋　北京中医药大学房山医院
杨宸宇　中国中医科学院广安门医院
宋竖旗　中国中医科学院广安门医院
张亚强　中国中医科学院广安门医院
陈　达　首都医科大学附属北京世纪坛医院

陈国宏　中国中医科学院广安门医院
陈虹历　深圳市罗湖区中医院
庞　然　中国中医科学院广安门医院
姚　羽　中国中医科学院广安门医院
高筱松　中国中医科学院广安门医院
黄　真　首都医科大学附属北京佑安医院
熊抗美　中国中医科学院广安门医院
薄　海　中国中医科学院广安门医院

编者简介

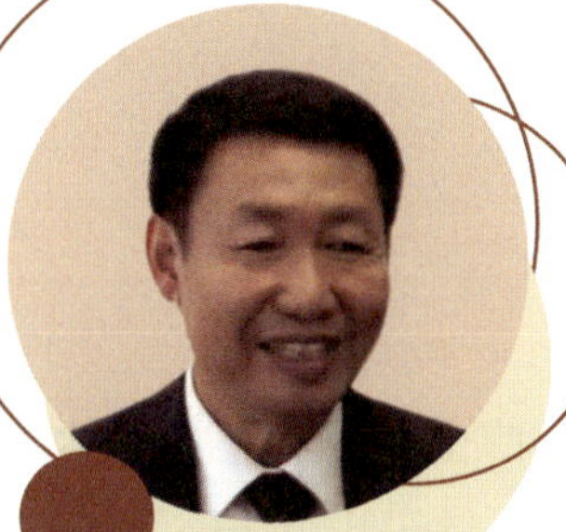

主　编　张亚强

毕业于中国医科大学。为中国中西医结合泌尿外科事业的开拓者和奠基人刘猷枋教授的学术继承人，是全国名老中医药专家传承工作室建设项目专家。长期从事泌尿外科中西医结合临床和科研工作并取得了突出成绩，2012年荣获中国中西医结合学会“中西医结合特别贡献奖”。作为课题负责人承担国家科技部科技支撑项目、国家自然科学基金项目、国家中医药管理局项目、北京自然科学基金项目等10余项，获得多项科技成果奖。主编《中西医结合泌尿外科学》《前列腺疾病防治300问》《男科常见病中医自助手册》等10余部专著和科普书籍。培养硕士研究生、博士研究生、博士后30余名。

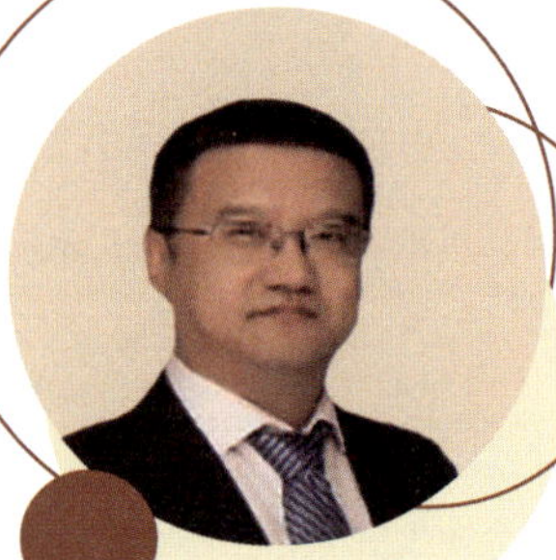

副主编　卢建新

主任医师，教授，博士生导师，中国中医科学院广安门医院泌尿外科主任，中国中西医结合学会泌尿外科专业委员会秘书长，北京中西医结合学会泌尿外科专业委员会主任委员，北京癌症防治学会泌尿肿瘤专业委员会常务委员，国家药品监督管理局药品评审中心评审专家，国家健康科普专家。擅长泌尿系结石、泌尿系肿瘤、前列腺疾病、女性排尿障碍、压力性尿失禁、间质性膀胱炎的中西医诊疗。主持省部级课题4项，获省部级科学技术奖6项，发表学术论文60余篇。

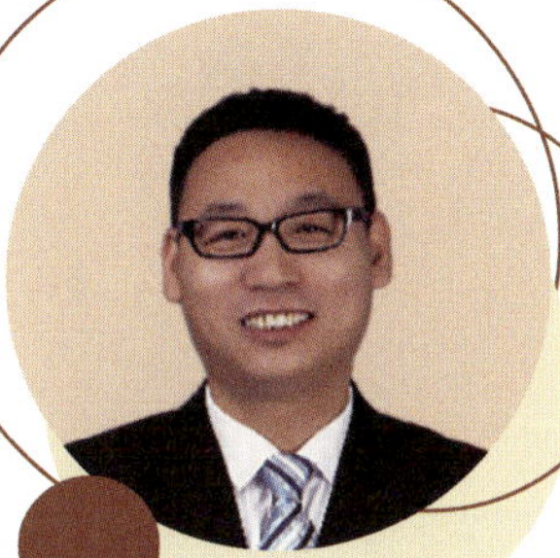

副主编　宋竖旗

主任医师，医学博士，国家中医药管理局首批传承博士后，硕士研究生导师，中国中医科学院广安门医院第三届中青年科技标兵，中青年岗位能手。中国中西医结合学会泌尿外科专业委员会青年委员，中国抗癌协会中西医整合前列腺癌专业委员会委员，中华中医药学会生殖分会委员，中华中医药学会男科分会委员，北京中西医结合学会泌尿外科专业委员会委员，北京中医药学会男科分会副主任委员，北京中西医结合学会科技成果转化委员会常务委员。擅长前列腺疾病、泌尿系肿瘤、泌尿系结石、泌尿系感染、压力性尿失禁、男科疾病的中西医结合诊治。主持国家级、省部级课题9项，获省部级科学技术奖6项，已发表论文60余篇。

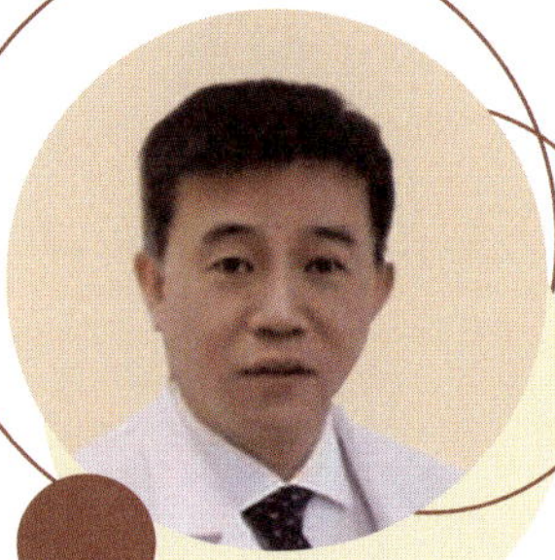

副主编　陈　达

主任医师，医学博士，副教授，硕士研究生导师，医学法语翻译专家，首都医科大学附属北京世纪坛医院泌尿外科主任，美国南加州大学访问学者，中国志愿者协会泌尿外科分会副主任委员，中国老年保健学会泌尿外科和男科协会常委，中华医学会北京泌尿外科分会委员，北京医师协会泌尿外科分会委员，北京中西医结合学会泌尿外科专业委员会委员，北京中西医结合学会男科专业委员会委员，首都医科大学泌尿学系委员。荣获北京市扶贫协作突出贡献先进个人、北京市医管先锋及优秀共产党员、国家卫生健康委员会优秀援外翻译等荣誉。擅长肾癌、输尿管癌、膀胱癌、前列腺癌、前列腺增生、泌尿系结石的微创治疗。主持省部级课题两项，发表论文十余篇。

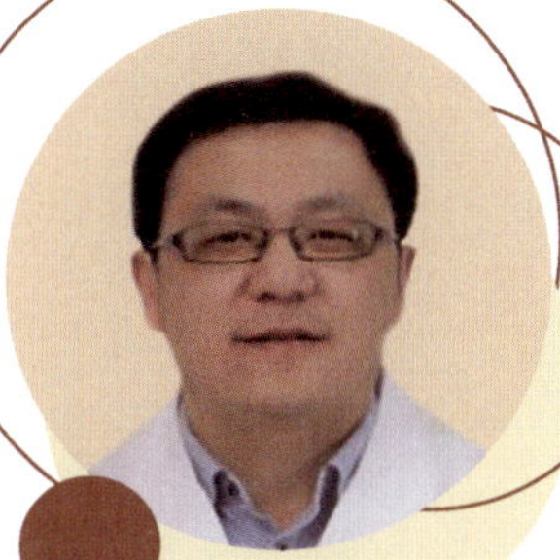

副主编　黄　真

首都医科大学北京佑安医院泌尿外科副主任医师，师从我国著名泌尿外科专家管德林教授，并参加由中国中医科学院举办的北京市第三届西学中高级研究班，师从我国著名中西医结合泌尿外科专家张亚强教授。在泌尿外科疾病，特别是泌尿外科肿瘤的诊治如何与中医基本理论结合方面有深刻理解和治疗思路。现为中国中西医结合专家志愿者委员会泌尿外科专业组委员，北京中西医结合学会泌尿外科专业委员会委员。擅长微创处理泌尿系结石及前列腺增生、腹腔镜处理泌尿系肿瘤，以及下尿路功能障碍的诊治等。

编者的话

随着现代生活节奏的加快、环境因素的复杂化，以及人口老龄化的加剧，泌尿系疾病的发病率呈上升趋势，尿频、尿急、血尿、尿失禁，以及排尿困难等症状如影随形，不仅给患者身体带来巨大的痛苦，还严重影响着患者的日常生活和工作，更会在心理上给患者及其家庭蒙上一层厚重的阴影。同时，高昂的治疗费用和漫长的康复过程，也给家庭经济带来了沉重的负担。在此背景下，普及泌尿系疾病相关知识，提高公众的健康意识和自我保健能力，显得尤为迫切和重要。

在多年的临床工作中，我们常常会遇到患者提出的各种各样的问题。当患者得到满意的答复时，其精神和肉体上的痛苦就能够得到缓解，这对患者的治疗与康复大有帮助。在此背景下，我们组织相关医生对临床常见问题进行整理，编写了“泌尿系疾病中西医科普系列丛书”，希望能解答患者的疑问，减轻其焦虑，助力其身体更快康复。

本丛书还有一个特点，即我们在用西医诊治疾病的同时辅以中医治疗，并总结了用中医药防治泌尿系疾病的一些经验和思路。西医与中医，作为医学领域的两大重要体系，各有其独特的理论体系和治疗方法。西医是以解剖学、生理学、病理学等为基础的现代医学体系，注重临床实践和科学研究，以药物、手术等方法治疗疾病。中医是以中国古代朴素的唯物论和辩证法思维为基础，以整体观念为主导思想，以辨证论治为诊疗特点的医学理论体系。我们将中医和西医的优势结合，为泌尿系疾病患者提供更全面、有效的防治方案，是现代医学发展的必然趋势，也是本丛书编撰的核心理念。

《前列腺癌中西医防治问答》一书从前列腺的解剖、生理、病理，再到前列腺癌的病因、症状、诊断、中西医防治、饮食宜忌等，以问答的形式，深入浅出地回答了有关前列腺癌的各种问题，力求使患者对该病有一个比较详尽的了解，在治疗中能更好地配合医生，增强战胜疾病的信心和勇气，争取早日恢复健康。

在多年的临床实践中，我们充分感受到中医药在防治泌尿系疾病方面有很好的疗效，这些临床上的有效病例使我们更增强了应用中医药防治该类疾病的信心，也促使我们更加努力，进一步总结经验，以取得更大的进步。

本丛书综合了国内外泌尿外科领域研究的最新资料，力求内容新颖，通俗易懂，更具可读性。由于时间仓促，水平有限，不足之处在所难免，请泌尿外科及中医药学同道和广大读者提出宝贵意见。

张亚强

中国中医科学院广安门医院

2025年3月

目　录
Contents

基础知识篇

诊 断 篇

治疗篇

中　医　篇

饮 食 篇

基础知识篇

一、前列腺

1. 前列腺属于人体的哪类腺体

答 顾名思义，前列腺与胰腺、腮腺等腺体一样，是人体的一个外分泌腺。它具有外分泌腺的一切共同特点，例如，它是由多个腺泡和导管所组成，分泌一定量的外分泌液，即前列腺液。除分泌功能外，前列腺还有内分泌功能。另外，前列腺还有其独特之处，它是男性所特有的生殖器官，在女性体内不存在。同时，它是男性生殖器官中最大的一个附属性腺，对男性生殖功能具有特殊作用。

2. 前列腺在人体的部位及毗邻

答 前列腺位于男性骨盆腔内（图1）。居于膀胱之下，尿生殖膈之上，耻骨联合下缘耻骨弓之后，直肠之前。尿道从前列腺中央穿行而过，前列腺包绕于尿道周围，其1/3在尿道之前，2/3在尿道之后。前列腺后面的上部有左、右射精管穿入，精囊腺则和前列腺后面上缘接近。通过直肠指诊，可触及前列腺后面的中央凹陷及左右两侧隆起，习惯上称为中央沟和左叶、右叶。

正常前列腺形似栗子，呈圆锥体状，底朝上，尖朝下。可按宽度、长度和厚度来描述其大小。正常前列腺的宽度即横径，是从一侧到另一侧的宽度，为4cm左右。其长度即纵径，从尖到底部的长度，为3cm左右。其厚度即前后径，约为2cm。前列腺的重量为12 ~ 20g。

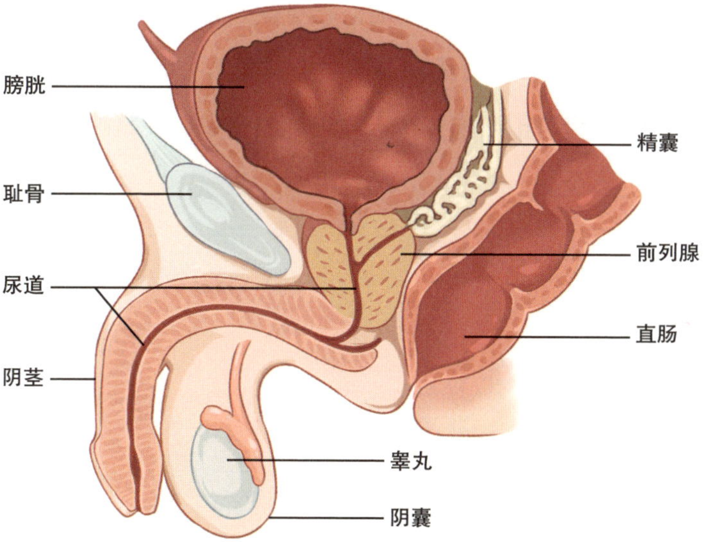

图1　前列腺在人体的部位及毗邻

3. 前列腺是由什么组成的？

答 前列腺是一个由腺体和肌纤维组成的器官。腺体组织占70%，主要由高柱状上皮组成；肌纤维组织占30%，前列腺的肌纤维组织又称间质，它是腺体组织的支架。前列腺的腺体组织由30 ~ 50个分支管状腺构成，每个腺体都有一个导管，相邻导管互相汇合。腺上皮细胞分为柱状分泌细胞、基底细胞、移行细胞和神经内分泌细胞。柱状分泌细胞富含前列腺特异性抗原（PSA）、前列腺酸性磷酸酶（PAP）及枸橼酸盐，分化成熟，无有丝分裂能力。基底细胞虽少，却有重要的功能，它可能是柱状分泌细胞的“生发干细胞”，同时它还可传递某些物质，在间质上皮相互作用中发挥重要作用。神经内分泌细胞也称为嗜银细胞，在上皮细胞的生长、发育过程中可能起到旁分泌作用。

4. 前列腺的组织结构如何划分

答 在组织切片上，前列腺可分为两个明显的腺组，即外腺组和内腺组，两个腺组之间有一层肌纤维组织隔开。外腺组较大，构成前列腺的主体部分，包含有分支腺和主腺；内腺组集中在尿道黏膜和黏膜下层，分为黏膜腺和黏膜下腺。黏膜腺环绕于尿道前列腺部的周围，黏膜下腺位于黏膜腺和肌纤维组织之间。

5. 前列腺新的分区方法是什么

答 澳大利亚病理学家McNeal将前列腺划分为中央区、外周区和移行区。两个射精管和尿道内口至精阜之间的前列腺组织为中央区，呈圆锥状，约占前列腺体积的25%；中央区周围的组织为外周区，约占70%，两区合占95%；移行区位于精阜之上、尿道周围，约占前列腺的5%。中央区与外周区之间有明显的界限，中央区腺管分支复杂，细而密，上皮细胞密集；外周区腺管分支粗而简单，上皮细胞较稀疏。这是新的分区方法。

6. 过去是如何划分前列腺的？

答 以往将前列腺分为五个叶，即前叶、中叶、后叶和两个侧叶（图2）。前叶很小，位于尿道前方、两侧叶之间，临床上无重要意义；中叶称为前列腺峡，呈楔形，位于尿道后方，即两射精管及尿道之间的腺体组织；后叶位于射精管、中叶和两侧叶的后方；两侧叶紧贴尿道侧壁，位于后叶侧部前方、前叶和中叶的两侧。目前，以上分叶、分区方法均在使用。

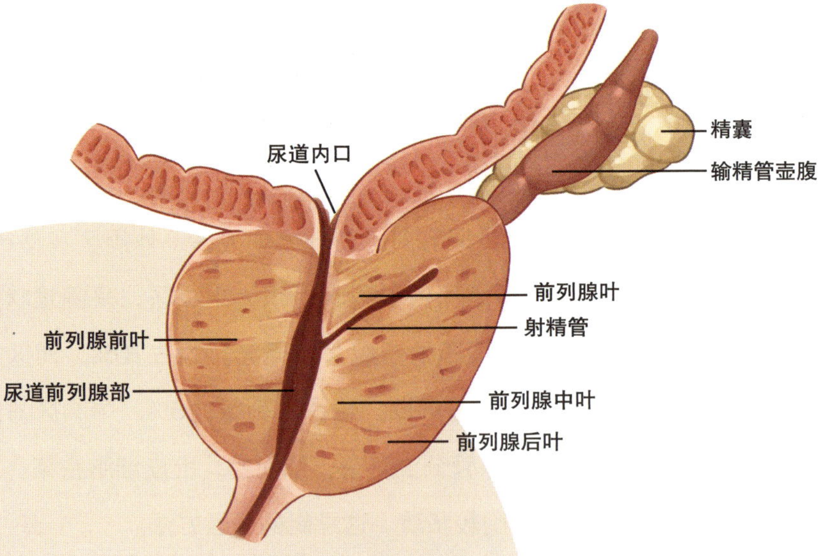

图2　前列腺的划分

7. 前列腺的主要生理功能有哪些？

答 前列腺的生理功能主要可概括为四个方面。

（1）外分泌功能：前列腺是男性最大的附属性腺，亦属人体外分泌腺之一。它可分泌前列腺液，是精液的重要组成成分，对精子正常的功能具有重要作用，对生育非常重要。前列腺液的分泌受雄性激素的调控。

（2）内分泌功能：前列腺内含有丰富的5α–还原酶，可将睾酮转化为更有生理活性的双氢睾酮。双氢睾酮在良性前列腺增生的发病过程中起重要作用。通过阻断5α–还原酶，可减少双氢睾酮的产生，从而使增生的前列腺组织萎缩。

（3）控制排尿功能：前列腺包绕尿道，与膀胱颈贴近，构成了近端尿道壁，其环状平滑肌纤维围绕尿道前列腺部，参与构成尿道内括约肌。发生排尿冲动时，伴随着逼尿肌的收缩，内括约肌则松弛，使排尿顺利进行。

（4）运输功能：前列腺实质内有尿道和两条射精管穿过，当射精时，前列腺和精囊腺的肌肉收缩，可将输精管和精囊腺中的内容物经射精管压入后尿道，进而排出体外。

综上所述，前列腺这四项功能，在人体内发挥了重要作用。

8. 青壮年期男性的前列腺易发生哪些疾病？

答 作为男性的主要附属性腺，在不同发育时期前列腺会发生不同的疾病。在青壮年时期，前列腺易发生的疾病主要为急、慢性前列腺炎，究其原因，青壮年时期正是男性性功能旺盛期，性活动频繁，在性兴奋的刺激下易导致前列腺的反复充血，从而诱发炎症。

9. 老年期男性的前列腺易发生哪些疾病？

答 在老年时期，睾丸功能退化，激素水平降低，前列腺炎发病率下降，而良性前列腺增生的发病率明显升高。通过尸体解剖发现，51 ~ 60岁的人有50%出现病理上的前列腺增生，至80岁时，有90%出现前列腺增生。另一种老年常见病为前列腺癌，此种疾病在欧美国家的发病率颇高，在我国的发病率相对较低，但近几年已有迅速增高趋势。

二、前列腺癌

10. 什么是肿瘤

答 一般我们老百姓大多对癌、肿瘤、恶性肿瘤这些词的概念混淆不清，因此我们在了解这个问题之前，先了解一下肿瘤的概念。肿瘤是指机体在各种致病因素作用下，我们身体内局部组织的某一个细胞在基因水平上失去对其生长的正常调控，导致失控生长的细胞异常增殖而形成的新生物，也就是形成了一个包块，我们称为肿瘤。另外，肿瘤又分为良性和恶性，大家所称的癌症属于恶性肿瘤的范畴。

11. 癌和肉瘤是如何区别的

答 医学上将癌症分为两种：来源于上皮组织（如消化道、泌尿道）的恶性肿瘤称为“癌”，如胃癌、肾癌。来源于间叶组织（如肌肉、血液、骨骼、结缔组织）的恶性肿瘤则称为“肉瘤”，如骨肉瘤、横纹肌肉瘤。

12. 恶性肿瘤和良性肿瘤是如何区别的

答 恶性肿瘤的特点是生长迅速，侵犯周围组织，与周围组织无明显界限，质地较硬，无包膜，手术不易切除，术后容易复发和转移。

而良性肿瘤一般生长缓慢，呈膨胀性生长，周围有包膜，只压迫、不浸润周围组织，肿块用手触摸可浮动，质地相对较软，与正常组织界限清楚，手术容易切除，很少有复发及转移，对人的生命无影响，如脂肪瘤、纤维瘤、子宫肌瘤、卵巢囊肿等。

13. 什么是前列腺癌

答 前列腺癌是男性泌尿生殖系统恶性肿瘤中最重要的一种，是人类特有的疾病，其他哺乳动物自发倾向极为罕见。前列腺癌是发生在前列腺的上皮性恶性肿瘤，其中前列腺腺癌占前列腺癌的95%以上，位居男性恶性肿瘤发病率的第5位。前列腺癌是一种进展非常缓慢的癌症，在疾病早期阶段，许多患者不知道自己患病，一旦前列腺癌开始快速生长或扩散到前列腺外，病情则比较严重。

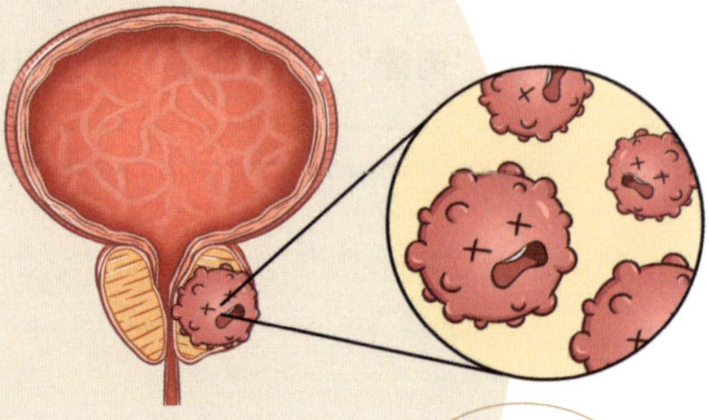

14. 前列腺癌的高发年龄段是多少

答 前列腺癌在老年男性中发病率极高，50岁前该病发病率处于较低水平，随着年龄的增长发病率逐渐升高，80%的病例发生于65岁以上的男性。

15. 前列腺哪个部位易发生癌变

答 前列腺位于男性的后尿道与膀胱颈的连接处。从解剖学上分为中央区、移行区和外周区三个部分，其中前列腺增生大部分发生于移行区，而前列腺癌绝大多数发生于外周区。通过前列腺磁共振检查可以发现前列腺外周区的占位性病变。但这也不是绝对的，研究发现也有少数发生于前列腺移行区或中央区的前列腺癌。

16. 全球范围内前列腺癌的发病情况如何？

答 目前，前列腺癌全球发病率持续上升。据估计，2022年全球有150万新发病例和39.7万死亡病例，也是男性癌症死亡的第五大原因。在欧美国家，前列腺癌是男性最常见的癌症。2024年4月4日，国际癌症研究机构（IARC）公布了全球各地区在2022年的癌症统计数据。在世界上近2/3的国家（185个国家中的118个国家）中，前列腺癌是男性中最常诊断出的癌症，以北欧地区、澳大利亚及加勒比海地区和北美地区发病率最高，亚洲和非洲的发病率最低。可以说，前列腺癌的发病率和死亡率在全球范围内呈现上升趋势，特别是在经济发展较快的地区和国家。

17. 我国近年来前列腺癌的发病情况如何？

答 近十年来，我国的前列腺癌发病趋势呈现出明显的增长态势。根据中国肿瘤登记中心发布的数据，2015—2022年，全国肿瘤登记地区前列腺癌的发病率由10.2/10万上升至18.6/10万，2000—2018年的年平均变化百分比为7%。这种增长趋势与多种因素有关，包括人口的老龄化、生活方式的变化，以及前列腺特异性抗原等前列腺癌筛查方式的普及应用等。同时，城市地区的发病率和死亡率均高于农村地区，显示出地区差异。经济较发达地区如长三角地区、珠三角地区和一些中等城市的前列腺癌发病率较高，上升趋势更为明显。

18. 为什么前列腺癌的患者越来越多

答 近年的前列腺癌患者越来越多，其实最主要的原因是检出率越来越高。老百姓的健康意识增强了，检查手段多样化了，这样才导致前列腺癌的检出率增高。另外一个因素是随着现代社会的迅速发展，环境污染、工作压力增大、不良的生活习惯等也是前列腺癌发病持续上升的原因。

19. 为什么前列腺癌的检出率城市高于农村

答 近年来，我国前列腺癌的发病率逐年攀升，北上广等一线城市的调查显示，前列腺癌的发病率已经达到32/10万男性，成为男性最常见的恶性肿瘤。相反在我国很多农村地区，前列腺癌患者就很少。这并不是说农村患这个病的人少，而是检出率低。原因是要么不体检，要么不查这个项目。很多前列腺癌患者，直到晚期，出现骨痛及前列腺局部疼痛和排尿困难等症状，严重影响到生活质量才去就诊。

20. 前列腺癌的发病率是否有种族和地方差异

答 前列腺癌的发病率具有明显的种族和地方差异，在东方人中本病很少，我国前列腺癌的发病率远较欧美国家低，但近期我国资料统计表明发病率有逐年上升的趋势。对从各低发地区移民到美国的人群研究表明，其前列腺癌的发病率接近美国男性，居住于美国的日本人前列腺癌发病率要高于居住在日本的日本人，但通常没有美国人高，这也提示在前列腺癌的发病中环境因素比遗传特征更为重要。

21. 早期与晚期前列腺癌确诊的患者比例如何

答 根据《中国前列腺癌筛查与早诊早治指南》(2022版)的数据，我国前列腺癌初诊病例以临床中晚期居多，临床局限性病例仅为30%左右，导致我国前列腺癌患者的总体预后较差，2003—2015年期间，我国前列腺癌年龄标准化5年生存率从53.8%上升到66.4%。2024年发布的数据显示，国内经济较发达的浙江省前列腺癌年龄标准化5年生存率已经提高到77.2%。但这与发达国家男性前列腺癌总体5年生存率相比仍有很大差距。以美国为例，前列腺癌患者初诊时临床局限性病例比较高，超过80%，美国监测、流行病学和最终结果数据库2010—2016年数据显示，临床局限性前列腺癌患者在接受标准化治疗后5年生存率接近100%，转移性前列腺癌患者5年生存率为30%。

22. 前列腺癌的病因是什么？

答 前列腺癌的病因尚未完全查明，可能与种族、遗传、性激素、食物、环境有关。这些因素和环境致癌因子（占60%）之间存在复杂而相互依赖的关系，目前还不是很清楚，但归纳起来有以下几方面因素。

（1）年龄因素：年龄越大，发生前列腺癌的风险也就越高。

（2）遗传因素：血亲中有前列腺癌的人，得前列腺癌的风险就比一般人高。有统计约有9%的前列腺癌患者有家族病史。

（3）雄激素因素：绝大部分的前列腺癌细胞表面有雄激素的接收器，而失去雄激素的刺激，前列腺癌细胞就会萎缩退化。因此雄激素分泌越多的人，患前列腺癌的风险也就越高。

（4）饮食因素：饮食中含有的大量饱和脂肪酸食物，是前列腺癌的诱发剂。

（5）感染因素：长期慢性细菌或病毒感染，会增加患前列腺癌的风险。

23. 与前列腺癌相关的危险因素有哪些？

答 已报道的与前列腺癌相关的危险因素令人困惑，因为其中几乎无一种因素能够恒定地重现。其中因素之一是在排除年龄及社会经济状况的影响后，有生育能力的前列腺癌患者的子女数明显高于正常及良性前列腺增生的患者，但有孩子并不是前列腺癌的诱因。此外尚有多种相关因素，如前列腺曾有淋球菌、病毒及衣原体感染，性活动增强及激素水平改变。另外，输精管结扎术、维生素A摄入过多、维生素D不足等被认为是前列腺癌发生的潜在危险因子。但美国农民的前列腺癌发病率及死亡率均高于其他职业人群，从这些不同有时甚至相反的研究结果看，前列腺癌的发病可能受多种因素的影响，强调某一单独因素的意义是片面的。

24. 哪些人容易患前列腺癌

答（1）50岁以上男性人群是前列腺癌高危人群，前列腺癌的发病高峰在60～80岁，前列腺癌的发病风险是随着年龄增长而递增的。

（2）有家族史的男性，如果家族中有一个男性患过前列腺癌，那么亲属的发病率就会增加1～2倍。如果有2个以上的男性亲属得过前列腺癌，其发病率就会增加10倍。因此，有家族史的男性，应该定期做检查。

（3）前列腺癌和雄性激素水平有密切的关系。激素高的人患前列腺癌的风险更高。另外，秃顶男性患前列腺癌的概率是不秃顶男性的2倍。

（4）肥胖男性患前列腺癌的危险比正常男性要高一倍，肥胖导致的高血压、高血脂等仍能使患前列腺癌的危险增加2.5倍。

（5）性放纵的男性，有很大机会感染人乳头状瘤病毒（HPV），这种感染可能会引致一连串的基因突变，从而导致前列腺癌的发生。

25. 前列腺癌的发生与性生活频繁有关吗

答 目前，性生活频率与前列腺癌发病的相关性尚无确定统一的结论。前列腺癌的发病有很多假说，比如性生活的频率和性伴侣的多少等。国内有研究就性生活情况与前列腺癌的关系进行探讨，将前列腺癌与健康同龄者进行比较，前列腺癌患者的初次遗精年龄较小、性生活年龄较小、手淫、30岁之前性生活频率比例高于健康人群，显示这些因素均与前列腺癌有密切关系。相对来说，年轻时高频性生活对前列腺癌的发病是一种危险因素，在50岁以后性生活增加却反转为一种保护性因素。而另有研究却认为，年轻时期的性生活频率增加对前列腺癌的发病是一种保护性因素。

26. 什么是前列腺癌的癌前病变，有哪几种?

答 前列腺癌的癌前病变是指可能发展成为前列腺癌的增生性病变。目前较为公认的前列腺癌前病变有两类。

（1）前列腺上皮内肿瘤（PIN）：是指前列腺腺泡和导管上皮的异常增生，也称为前列腺上皮原位癌。PIN发生的高峰年龄较前列腺癌为早，若以前列腺的分区来评定PIN的发生，则移行区PIN发生率最少为2.6%，外周区则高达68% ~ 80%，这与前列腺癌的发生相似，我国前列腺PIN的发生率低于西方国家。

（2）非典型性腺瘤样增生（AAH）：是指有新的腺体形成，是腺体异常增生的结果。AAH的发生率比PIN低，因良性前列腺增生（BPH）而行经尿道电切的标本中，3.7% ~ 19.6%的病例可检出AAH，而在20 ~ 40岁年龄组的尸检前列腺中，AAH的检出率为15% ~ 24%，其中有前列腺癌的尸检前列腺中，AAH的检出率高达31%。

迄今，不但发现了前列腺癌前病变与前列腺癌的相似性分布，而且也发现了两者的移行关系。PIN分级越高，基底细胞缺失的概率越大，越容易发展成浸润癌。而AAH也有类似发现。癌前病变可以发展成为前列腺癌，但其潜伏期多长还是一个未知数。

27. 前列腺癌会传染吗

答 前列腺癌是不会传染的。它是前列腺的恶性病变，但不属于传染病，所以是不会传染给他人的。与前列腺癌患者共同生活、工作，都是安全的，无须过度担忧和焦虑。

28. 前列腺癌会遗传吗

答 前列腺癌最重要的危险因素是遗传因素，因此，有家族史的男性，其发病率会明显增加。前列腺癌虽有遗传因素，但也不是父辈患前列腺癌子代就一定患病，所以不需要过度的紧张和焦虑。需要引起重视，定期去医院检查。

29. 带瘤生存是什么意思

答 带瘤生存是指患者经过全身有效的抗肿瘤治疗后，肿瘤引起的常见症状消失，瘤体局部进一步缩小，癌细胞不再扩散，病情长期稳定并趋于好转，患者一般状况良好，可独立工作和生活。换言之机体免疫保护功能大于恶性肿瘤扩散能力，使癌细胞长期“休眠”，患者处于临床治愈的健康状态。

带瘤生存是中晚期癌症患者得以长期存活的出路，也是科研主攻方向。临床经验告诉我们，带瘤生存只有依靠全身有效的抗肿瘤治疗方能实现，中晚期癌症患者即使出现胸腔积液、腹水或转移等情况，如能及时进行全身有效的抗肿瘤综合治疗，大部分患者仍可长期带瘤生存。因此，带瘤生存是晚期前列腺癌患者与医生共同努力的目标，需要患者积极配合医生治疗，增强信心，调整好心态，争取取得更好的疗效。

30. 带瘤生存的条件是什么

答 带瘤生存也是有前提的，必要的条件有三点。

（1）重要脏器包括心、肺、肝、肾的功能没有严重受损。

（2）机体保持一定的免疫功能。癌症本身可以导致患者免疫功能下降，又经过手术、放疗及化疗等，将进一步摧毁患者的免疫系统使其出现各种并发症，最终导致癌细胞的扩散和转移。因此，提高患者的免疫功能是实现带瘤生存的必要条件。

（3）良好的心态和健康的生活方式。如果患者的情绪崩溃，对治疗失去信心，同样可以影响患者的免疫功能，预后往往较差。反之健康的心态，理性的态度，与医生的良好配合，都有利于机体免疫功能的恢复，预后相对较好。

诊 断 篇

31. 如何早期诊断前列腺癌？

答 因为前列腺癌在早期一般无任何不适症状，很多患者出现症状后已为中晚期，此时治疗就比较麻烦，因此早期发现非常重要。早期发现最主要的一项就是定期体检，并查血清前列腺特异性抗原（PSA）这项指标，如果高于正常（4ng/ml），就要到医院泌尿外科做进一步的检查以明确诊断。

32. 前列腺癌早期诊断的意义？

答 早期前列腺癌可以通过手术治疗达到临床治愈的目的。如果确诊时恶性肿瘤仍仅局限在前列腺内部而没有远处转移，那么手术后10年及15年的存活率可以达到90%以上，也就是说，多数早期的前列腺癌可以通过手术的方法根除，从此不再对患者的健康构成威胁。另外，早期前列腺癌通过放疗也能够取得满意的效果。正因如此，临床医生对一些早期前列腺癌患者建议应用放疗，同样能够取得显著的治疗效果，同时还可免除手术的痛苦。

33. 前列腺癌有哪些临床表现

答 前列腺癌早期常无症状，随着恶性肿瘤的发展，前列腺癌引起的症状可概括为三大类。

（1）压迫症状：逐渐增大的前列腺腺体压迫尿道可引起尿线细、尿频、排尿费力，甚至尿失禁。恶性肿瘤压迫直肠可引起大便困难或肠梗阻，压迫神经引起会阴部疼痛。

（2）转移症状：前列腺癌可侵及膀胱、精囊、血管神经束引起血尿、血精、阳痿。盆腔淋巴结转移可引起双下肢水肿。前列腺癌常易发生骨转移，引起骨痛或病理性骨折、截瘫。前列腺癌也可侵及骨髓引起贫血或全血象减少等。

（3）全身症状：前列腺癌晚期可以出现进行性消瘦、食欲缺乏等恶性肿瘤的共有症状等。

34. 确诊前列腺癌要做哪些检查

答 前列腺癌的检查分为体格检查、实验室检查和影像学检查三部分。体格检查主要是进行直肠指诊，前列腺癌早期可表现为结节样改变，晚期可表现为质地变硬、表面不光滑等。实验室检查最重要的是血清前列腺特异性抗原（PSA）检查，在前列腺癌变时出现PSA升高，随着病情进展PSA数值可以持续性迅速升高。影像学检查包括前列腺超声检查、盆腔/前列腺磁共振检查、全身骨扫描、PET/CT等。当然，最终确诊需要进行前列腺穿刺取得病理结果才是诊断前列腺癌的金标准。

35. 什么是前列腺特异性抗原对诊断前列腺癌有何意义

答 1971年日本学者Hara首先从人类精浆中分离出一种特殊的蛋白质，1979年Wang等从前列腺组织中分离并提纯出一种蛋白质，这种蛋白质仅存在于正常前列腺组织、良性前列腺增生和前列腺癌组织中，而不存在于其他组织中，所以称为前列腺特异性抗原（PSA）。

PSA是由男性前列腺和尿道周围腺体的柱状上皮分泌的一种蛋白。临床上有两种有意义的PSA值，一个是血清中能用免疫方法测出的各种状态的PSA总和即总PSA（tPSA），包括未能与蛋白结合的游离PSA（fPSA）和PSA-ACT（PSA与α_1-抗糜蛋白酶的共价结合物）。

正常男性tPSA值为$<$ 4ng/ml，tPSA $>$ 4.0ng/ml为异常。前列腺特异性抗原是前列腺癌最敏感的肿瘤标志物，是前列腺癌诊断、临床分期、疗效观察及预后判断的重要指标。

36. 什么是前列腺特异性抗原速率在临床应用中有什么实际意义

答 前列腺特异性抗原速率（PSAV）：即连续观察血清PSA浓度的变化，前列腺癌的PSA速率显著高于良性前列腺增生和正常组。其正常值为每年0.75ng/ml。因此PSA速率可区分早期前列腺癌和良性前列腺增生。

37. 什么是前列腺特异性抗原密度在临床应用中有什么实际意义？

答 前列腺特异性抗原密度（PSAD）：即血清PSA浓度与前列腺体积的比值。当PSA浓度轻度升高，而前列腺体积小时，也提示前列腺癌的存在；当前列腺体积大时，虽有PSA的升高，也可能只是良性前列腺增生。当患者PSA在正常值高限或轻度增高时，用PSAD可指导医师决定是否进行活检或随访。

38. 各年龄组的前列腺特异性抗原值范围在临床应用中有什么实际意义？

答 各年龄组PSA值范围：正常血清PSA的浓度随年龄增长而增加，将年龄因素和PSA浓度综合考虑，更容易在年轻患者中早期发现前列腺癌。各年龄组PSA值变化范围见表1。

表1 各年龄组PSA值范围

年龄组（岁）	PSA值（ng/ml）
40～49	0～2.5
50～59	0～3.5
60～69	0～4.5
70～79	0～6.5

39. 什么是前列腺特异性抗原的灰区？

答 患者tPSA值在4 ~ 10ng/ml时称为PSA灰区，此时PSA值虽然高于正常值，但仍不能判定是否为前列腺癌，需要参考游离PSA/总PSA的比值（即f/t）来判断。目前国内外比较一致的观点是，当tPSA介于4 ~ 10ng/ml时，发生前列腺癌的可能性为25%左右。中国人前列腺癌发病率低，一组数据显示血清总PSA 4 ~ 10ng/ml的前列腺穿刺阳性率为15.9%，如果f/t > 0.16时前列腺穿刺阳性率为11.6%；如果f/t < 0.16时前列腺穿刺阳性率为17.4%；f/t < 0.1，则发生前列腺癌的可能性高达56%。也就是说tPSA值在4 ~ 10ng/ml，f/t < 0.16时发生前列腺癌的可能性较大。

若患者tPSA值 > 10ng/ml，我们需高度警惕，了解患者有无家族遗传病史、有无引起PSA升高的影响因素，进行专科诊治。

40. 前列腺特异性抗原值增高就一定是前列腺癌吗

答 影响PSA水平的因素很多，前列腺炎、良性前列腺增生，以及急性尿潴留、射精、前列腺活检、膀胱镜检、经尿道手术等均可导致前列腺特异性抗原的升高。也就是说，前列腺特异性抗原异常也不一定就是前列腺癌。

41. 影响前列腺特异性抗原的生理性和病理性因素有哪些

答（1）雄激素去势后血清PSA迅速下降，应用非那雄胺片（保列治）等雄激素拮抗剂可使PSA降低一半。

（2）前列腺体积越大，PSA水平越高。

（3）前列腺体积随年龄增长而增加，PSA随之上升。

（4）射精对PSA测定有较大的影响，故建议禁欲24小时后再行检测。

（5）运动不影响PSA水平。

（6）急性及亚急性前列腺炎可导致血清PSA升高，需在临床症状消失后的6～8周再行检测。

（7）急性尿潴留可导致PSA水平突然升高，尿潴留缓解后24～48小时，PSA水平降低50%。

（8）前列腺癌可使血清PSA明显升高。

42. 影响前列腺特异性抗原的医源性因素有哪些？

答（1）一般直肠指诊（DRE）不影响PSA，而前列腺按摩可升高PSA，建议前列腺按摩后3天再进行测定。

（2）膀胱镜检查对PSA测定的影响很小。

（3）经直肠超声检查对PSA测定的影响很小。

（4）无创伤的导尿不影响PSA的测定。

（5）前列腺穿刺活检有肯定影响，建议穿刺活检后6周再进行PSA的测定。

（6）经尿道前列腺切除术后6周，可再进行PSA的测定。

（7）应用5α-还原酶抑制剂非那雄胺片（保列治）6～12个月后，可使PSA降低一半，故测定的PSA值需要乘以2倍矫正。

43. 通过直肠指诊诊断前列腺癌重要吗

答 PSA对于前列腺癌的诊断虽然重要，但直肠指诊（DRE）仍不容忽视（图3）。在所有前列腺癌的检查中，直肠指诊是最简单的方法，但它非常重要。直肠指诊就是医生将戴手套的手指伸入患者直肠，并隔着直肠触摸前列腺的检查。由于前列腺癌会变硬、长硬节，所以医生可以通过手指的触感判断它是否癌变，15%～40%的前列腺癌患者在直肠指诊时可发现异常。但这项检查主要依赖于医生的主观判断，不同的医生可能有不同的结论，因而对医生的技术水平要求较高。

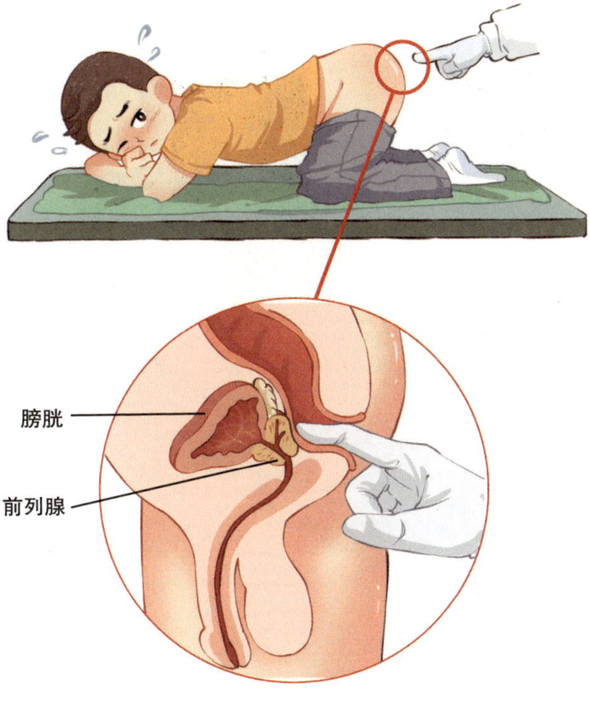

图3 直肠指诊

44. 超声能诊断前列腺癌吗

答 超声检查属于无创性检查，是诊断前列腺癌很有价值的手段。该项检查虽不是诊断早期局限性前列腺癌的非常精确的方法，但有助于前列腺癌的初步诊断和观察治疗效果。常用的超声检查有经腹、经直肠两种方法，其中以经直肠超声诊断前列腺癌最为常用，可清晰显示前列腺的细微结构变化，可确认直径为5mm的病变，为诊断前列腺癌的方法之一。

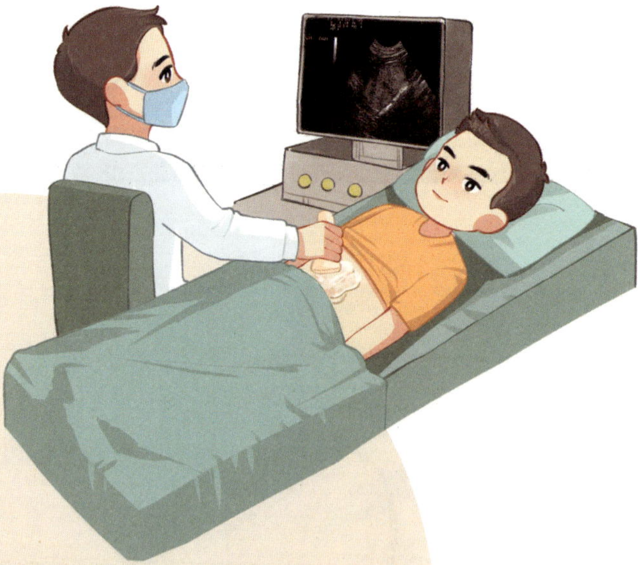

45. 什么情况下要做ECT骨扫描检查？

答 ECT骨扫描检查是核医学独特的检查项目，通过静脉注射放射性核素进行显像的一种检查方法。可以检查骨骼系统的全身骨扫描，检查有没有骨转移。因为前列腺癌最常见的是骨转移，所以怀疑是非早期的前列腺癌患者建议进行ECT骨扫描检查，这对于前列腺癌的分级和分期具有重要意义，同时对患者治疗方式的选择也有着重要的指导价值。具体标准如下。

（1）新诊断前列腺癌的患者。有两项以上阳性时：PSA ≥ 10ng/ml；Gleason > 7、可扪及病变（≥T2b）。

（2）生化复发的患者。当PSA 5 ~ 10ng/ml时进行首次扫描；如果阴性则待PSA 20ng/ml时第二次扫描，以后每个月检查PSA，PSA水平增倍时要扫描。

（3）没有发现转移（M0）去势抵抗的患者。当PSA > 2ng/ml时进行首次扫描；如果阴性则PSA 5ng/ml时第二次扫描，以后每三个月检查PSA，PSA水平增倍时要扫描。

46. CT检查对诊断前列腺癌有何意义？

答 CT检查可以显示前列腺与周围组织结构的解剖关系，如癌肿对腺体外邻近组织的浸润及淋巴结肿大。但CT不能准确地反映前列腺的内部结构，不能区分腺体与腺外包膜。虽然根据前列腺结节或不规则的边缘影像可提示前列腺癌，但并非特指，前列腺边缘光滑也不能排除前列腺癌。因此，CT不能准确地区分良性前列腺增生与前列腺癌，亦不易对前列腺癌进行影像学分期。只有在前列腺癌中、晚期时CT可显示癌肿转移情况，可有助于确定肿瘤分期。

47. 磁共振检查对诊断前列腺癌有何意义？

答 磁共振（MRI）检查是目前比较新的一种医学影像检查方法，其分辨率高，无骨质伪影，能进行多层次、多方位扫描。MRI对前列腺癌进行分期方面优于CT，但MRI图像的解释也受到医生经验和主观因素影响。为了提高前列腺MRI的诊断一致性和准确性，国际上提出了诊断前列腺癌的PI-RADS评分标准，最高为5分，分数越高代表前列腺癌概率越大。1分：非常低，极不可能存在。2分：低，不可能存在。3分：中等，可疑存在。4分：高，可能存在。5分：非常高，极有可能存在。评分为4～5分应考虑活检。

48. 确诊前列腺癌为什么要做前列腺穿刺活检

答 恶性肿瘤诊断的金标准就是病理诊断，前列腺癌同样也是这样。取得前列腺组织标本进行病理检查的办法就是前列腺穿刺活检。随着医疗技术及MRI、超声检查融合穿刺定位技术的不断进步，前列腺穿刺活检可以精确地穿刺到前列腺的病变部位，取得局部组织进而做病理性检查以确定病变性质，为临床诊断治疗提供确切依据。

49. 什么情况需要做前列腺穿刺活检

答 前列腺穿刺活检的指征也就是说发现PSA异常，因为正常的PSA水平是＜4ng/ml，大数据显示4～10ng/ml会有20%～25%的患者是前列腺癌，如果PSA＞10ng/ml的患者，大约有70%患者可能有前列腺癌。因此我们推荐PSA＞10ng/ml的患者无论影像学检查有没有发现可疑的结节都值得去做前列腺穿刺活检。另外不论PSA有多高，如果影像学检查如磁共振、CT、超声、骨扫描，发现患者有这一类风险的话，该患者也是值得去做前列腺穿刺活检的。

50. 前列腺穿刺活检的引导方法有哪些？

答 前列腺穿刺活检的引导方法有经超声引导下穿刺，磁共振成像-超声（MRI-US）融合前列腺靶向穿刺活检术。穿刺的通路有经直肠和经会阴两种。以经直肠超声引导下前列腺穿刺活检为例，具体过程为患者侧卧位，局麻或全麻下，碘伏消毒直肠，置入带有操作架的超声探头，在超声引导下对前列腺进行区域性的穿刺活检（图4）。通常穿刺12针、13针，饱和穿刺为20针或以上。

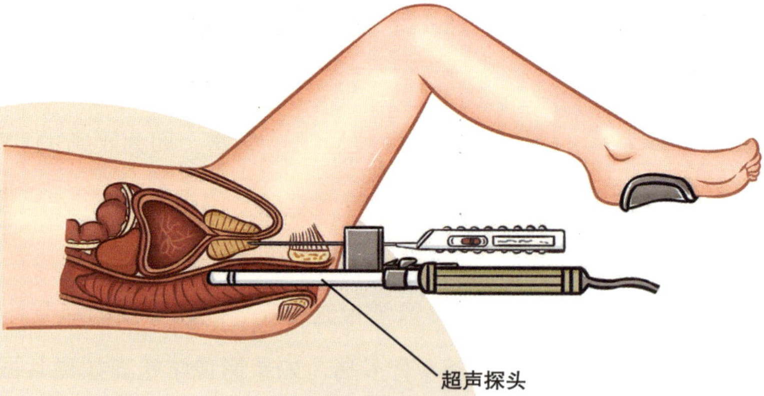

图4　前列腺穿刺活检

51. 前列腺穿刺会使癌细胞扩散吗

答 首先告诉大家前列腺穿刺活检是不会出现癌细胞扩散的。根据循证医学依据，以及我们大量的临床观察未发现穿刺活检使癌细胞扩散及穿刺路径癌细胞种植的证据。

52. 前列腺癌的转移途径有哪些

答 前列腺癌除发生于前列腺被膜之内造成局部症状外，最重要的是转移到全身其他部位。常见的转移部位为淋巴结、骨骼及内脏。前列腺癌的分化越差，淋巴结转移率越高。原发癌越大，盆腔淋巴结转移率越高。骨骼转移依次为骨盆、腰椎、骶骨、胸椎、肋骨。胸腰椎转移时，可引起脊髓压迫。癌分化越差，骨骼转移越多。骨转移灶多表现为成骨性改变，但也有溶骨性或混合型改变者。内脏转移主要是肺、肝和肾上腺，以肺转移多见。

53. 前列腺癌的转移方式是什么？

答 对前列腺癌的转移方式，有三种不同意见。一种意见认为前列腺癌先侵入神经周围的淋巴间隙，然后汇集于前列腺周围淋巴管，再转移至淋巴结。另一种意见认为前列腺癌的转移系经血行或淋巴到肺，然后经体循环至骨。第三种意见认为前列腺癌的骨转移系经过椎静脉系统。骨转移发生于椎体的红骨髓内，它与前列腺回流的血液一样汇流至椎静脉系统。

54. 前列腺癌为什么容易发生骨转移？

答 前列腺癌远处转移为什么多为骨转移，目前机制不明，但是有两种学说还是比较被大家认可的。

（1）Batson提出的血液循环学说，认为在前列腺与低位腰椎之间存在着一条“门样”静脉系统，并被正式命名为Batson静脉丛。前列腺静脉丛和Batson静脉丛之间的静脉交通缺乏瓣膜，导致前列腺癌向脊椎转移的概率大大增加。

（2）Stephen Paget提出了“种子与土壤”学说，认为癌症远处转移具有特异性，这种特异的生物学作用导致前列腺癌细胞最终容易在骨骼形成转移瘤灶。Yonou等的研究也证实前列腺癌的骨转移是有种属和组织特异性的。

根据以上两种学说，前列腺癌骨转移现象多见，而骨外器官转移少见，即使全身骨骼均转移或前列腺癌终末期患者亦少见骨外器官转移。

55. 什么是寡转移？判定寡转移对治疗有何意义？

答 寡转移是指在前列腺癌发生转移之后，在转移阶段出现的数目和病灶所在的位置的一个特定的概念，寡转移是介于一个疾病的根治状态与广泛转移间的过渡阶段，是患者在一个不好的状况当中的一个相对比较好的一个阶段，提示疾病还有根治性治疗的机会，肿瘤负荷比较轻，数目不多。一般认为转移器官数目小于或等于3个，总转移灶数目小于或等于5个。也有定义不多于5个转移病灶的情况。在以往的治疗当中如果出现了远处转移，提示病情很难治，临床治愈的机会非常渺茫。现在如果确定了寡转移这个疾病阶段，就可以针对寡转移的患者进行针对性治疗，包括手术、放化疗等，也可以达到接近根治的效果。

56. 前列腺癌临床上分几类？

答 前列腺癌可分为前列腺潜伏癌、前列腺偶发癌、前列腺隐匿癌和前列腺临床癌。

57. 什么是前列腺潜伏癌

答 前列腺潜伏癌是指在生前没有前列腺疾病的症状和体征，在死后尸检中由病理学检查发现的原发于前列腺的腺癌。潜伏癌可发生在前列腺的任何部位，但以中心区和外周区多见，且常为分化好的腺癌。其发病率国外报道为15% ~ 50%。北京大学泌尿外科研究所曾报道381例男性尸解，前列腺潜伏癌的发病率，51 ~ 60岁为3.3%，61 ~ 70岁为5.9%，71 ~ 80岁为9.3%，81 ~ 90岁为16.7%。统计学研究表明，前列腺潜伏癌的发病可能与环境及遗传因素有关。

58. 什么是前列腺偶发癌

答 前列腺偶发癌是指临床以良性前列腺增生为主要症状，在切除增生的前列腺组织中，组织学检查发现前列腺癌。其组织学表现为分化较好的腺癌，以管状腺癌和筛网状腺癌为主，少数为低分化腺癌，在国外前列腺偶发癌的发病率为10% ~ 30%。国内发病率有报道为5%左右。但其发生率与手术标本的检查方法也有关，在临床诊断的前列腺癌中，偶发癌可占10% ~ 20%。

附临床上遇到的一则病例可以说明前列腺偶发癌的特点。患者，70岁。尿频，夜尿多，排尿有困难。查前列腺特异性抗原2.56ng/ml，一直按前列腺增生治疗半年症状缓解不明显，决定手术治疗行前列腺剜除术，术后前列腺特异性抗原1.56ng/ml，但是病理报告为前列腺腺癌，Gleason评分为4 + 3 = 7分。这是一例典型的前列腺偶发癌。

59. 前列腺偶发癌的临床进展如何？

答 前列腺偶发癌诊断后10年中有10% ~ 15%进展，死亡率 < 5%，其自然病史长，很少进展为临床癌，但随着病程的延长，其进展的危险亦增加，故对年轻患者应强调严密观察。对其手术意外发现的早期临床癌，应予以积极的处理。

60. 什么是前列腺隐匿癌？

答 前列腺隐匿癌是指患者无前列腺疾病的症状、体征，以转移症状就诊发现在淋巴结活检或骨穿的标本病理学检查证实为前列腺癌。可再经过前列腺穿刺活检得到进一步证实。

61. 什么是前列腺临床癌？

答 前列腺临床癌是指临床检查（直肠指诊、超声、CT或磁共振等）诊断为前列腺癌，并可经过活检证实。也可通过患者血清PSA和PAP增高来协助诊断。多数患者直肠指诊可摸到前列腺结节，超声检查提示前列腺结节外形不规整，回声不均匀且回声偏低。

62. 前列腺癌恶性程度是如何评价的，什么是Gleason评分？

答 为了指导治疗和评估预后，前列腺癌的病理学分级是评价前列腺癌恶性程度的主要指标。临床上主要应用的是Gleason评分系统。Gleason评分系统是根据前列腺癌腺体分化程度及腺体基质的生长方式来划分的。它将主要原发病变区分为1～5级，将次要病变区也分为1～5级，1级分化最好，5级分化最差，两者级数相加就是组织学评分所得分数，应为2～10分。评分为2～4分属高分化，5～7分为中分化，8～10分为低分化。评分越高，肿瘤恶性度越高，预后越差。研究证实Gleason评分8～10分时，肿瘤为非激素依赖性的比率较大。

63. 前列腺癌在病理及临床上是如何分期的？

答 前列腺癌的病理分期与临床分期密切相关，目前主要有两种不同的前列腺癌病理分期系统在临床上应用。目前国内最常用的是美国癌症联合委员会（AJCC）的TNM系统，但是最新版的欧洲泌尿外科学会（EAU）指南推荐的是国际抗癌联合会（UICC）的TNM分期，其区别在于是否只依据直肠指检（DRE）的结果，而不是基于影像学结果（表2）。

表2 2017年第8版美国癌症联合委员会前列腺癌TNM分期系统

临床分期	病理分期
Tx；原发肿瘤无法评估	
T0：没有原发肿瘤证据	
T1：不能被扪及和影像无法发现的临床隐匿性肿瘤 T1a：在5%或更少的切除组织中偶然的肿瘤病理发现；T1b：在5%以上的切除组织中偶然的肿瘤病理发现；T1c：穿刺活检证实的肿瘤（如由于PSA升高），累及单侧或者双侧叶，但不可扪及	没有病理学T1分类
T2：肿瘤可扪及，局限于前列腺之内 T2a；肿瘤限于单侧叶的1/2或更少；T2b肿瘤侵犯超过单侧叶的1/2，但仅限于一叶；T2c肿瘤侵犯两叶	pT2：局限于器官内
T3：肿瘤侵犯包膜外，但未固定也未侵犯邻近结构 T3a：包膜外侵犯（单侧或双侧）；T3b：肿瘤侵犯精囊（单侧或双侧）	pT3：前列腺包膜外受侵 pT3a：前列腺外侵犯（单侧或双侧），或显微镜下可见侵及膀胱颈；pT3b：侵犯精囊
T4：肿瘤固定或侵犯除精囊外的其他邻近组织结构，如外括约肌、直肠、膀胱、肛提肌和/或盆壁	pT4：肿瘤固定或侵犯除精囊外的其他邻近组织结构
Nx；区域淋巴结无法评估	pNx：无区域淋巴结取材标本
NO；无区域淋巴结转移	pN0：无区域淋巴结转移
NI：区域淋巴结转移	pN1：区域淋巴结转移
Mx；远处转移无法评估	
M0；无远处转移	
M1：远处转移 M1a：非区域淋巴结的转移；M1b：骨转移；M1c：其他部位转移，有或无骨转移	

注：PSA，前列腺特异性抗原。

64. 前列腺癌分期对治疗的指导意义

答 前列腺癌的分期有助于了解病变范围，判断预后及拟定治疗方案。对于T1～T2期患者，由于病变基本局限在前列腺内，可以争取尽早行根治性前列腺切除术。对T3及NM期已经有前列腺外及远处转移的患者，只能做前列腺的姑息性切除，再配合内分泌疗法、放化疗、靶向治疗及免疫治疗等。

65. 前列腺的恶性肿瘤还有哪几类

答 前列腺的恶性肿瘤除前列腺癌以外，还有如下几类。

（1）前列腺肉瘤：包括横纹肌肉瘤、平滑肌肉瘤、间质肉瘤。本病约占前列腺恶性肿瘤的0.1%以下。可发生于任何年龄，30%发生在10岁以下，75%发生于40岁以下。

（2）癌肉瘤：为未分化、高度恶性的梭形细胞肿瘤，少见。

（3）恶性纤维细胞瘤：罕见，至今世界上共有3例报道。

（4）其他：如叶状囊肉瘤、恶性淋巴瘤、恶性黑色素瘤、脂肪肉瘤等，均有报道，但均较罕见。

66. 什么是前列腺肉瘤

答 前列腺肉瘤是比较少见的一种前列腺恶性肿瘤，前列腺肉瘤病程发展极快，愈后不良，儿童患者尤差。一般自确诊以后很少有生存1年以上者。

67. 前列腺肉瘤有哪些症状

答 前列腺肉瘤早期不出现症状，因此，当症状出现时肿瘤已相当大。小儿横纹肌肉瘤进展极快，常有急性尿潴留或便秘；成人平滑肌肉瘤及纤维肉瘤发展较缓慢，但也都在患者有局部或远处转移时才来就医。一般前列腺肉瘤的早期症状为膀胱颈部梗阻症状，如尿频、尿线细、尿流中断、排尿困难等；晚期症状多为剧烈疼痛，可放射到骶部、坐骨神经或扩散到腰部、会阴部。如肿瘤压迫直肠可引起排大便困难；如肿瘤向腹部扩大，可在耻骨上膀胱区触及肿块。肉眼血尿虽较为少见，但较前列腺癌为多。随着肿瘤的发展，全身症状可出现明显的消瘦、贫血及恶病质。

68. 什么是前列腺横纹肌肉瘤？

答 这是儿童最常见的恶性肿瘤，又可分为三类。

（1）胚胎性横纹肌肉瘤：最常见的类型，横纹肌母细胞呈散在分布，分化差的区域由小而圆或卵圆形细胞组成，胞质少而界限不清；分化好的区域可由横纹肌母细胞形成，胞质红染，部分细胞质内有横纹；部分病例可有不成熟的软骨或骨组织。

（2）腺泡状横纹肌肉瘤：较少见，分化差的圆形或卵圆形肿瘤细胞排列成不规则腺泡结构，细胞间界清楚。

（3）多形性横纹肌肉瘤：少见，细胞有明显的异型性，巨核肿瘤细胞可见，部分细胞胞质红染，有横纹肌形成。

69. 前列腺癌应与哪些疾病进行鉴别？

答 前列腺癌是一种恶性疾病，应早期发现、早期治疗，因此必须与一些疾病相鉴别，以明确诊断。需要鉴别的疾病包括良性前列腺增生、前列腺萎缩、前列腺鳞状上皮或移行上皮化生、肉芽肿性前列腺炎，以及前列腺结核、前列腺结石等。

70. 前列腺癌怎样与良性前列腺增生相鉴别

答 前列腺癌和良性前列腺增生二者一般容易鉴别。但在增生的前列腺腺体中，有的区域上皮细胞形态不典型，可被误认为癌。区别要点是：增生腺体中腺泡较大，周围的胶原纤维层完整，上皮为双层高柱状，细胞核较前列腺癌患者的小，并居于细胞基底部，腺体排列规则，形成明显的结节。

71. 前列腺癌怎样与前列腺萎缩相鉴别

答 前列腺癌常起始于腺体的萎缩部，应注意鉴别。萎缩腺泡有时紧密聚集，萎缩变小，上皮细胞为立方形，核大，很像癌变。这类萎缩改变多累及整个小叶，胶原结缔组织层仍完整，基质不受侵犯，其本身呈硬化性萎缩。

72. 前列腺癌怎样与前列腺鳞状上皮或移行上皮化生相鉴别

答 这两种情况常发生于腺体内梗死区的愈合部，鳞状上皮或移行上皮分化良好，无退行性变或分裂相。化生的最突出特征是缺血性坏死或缺乏平滑肌的纤维结缔组织基质。

73. 前列腺癌怎样与肉芽肿性前列腺炎相鉴别

答 肉芽肿性前列腺炎的细胞大，具有透明或淡红染色胞质，小的泡状细胞核，很像前列腺癌，但实为巨噬细胞。另一类细胞则呈多形性，细胞核固缩，有时可见一些腺泡。鉴别时应注意肉芽肿性前列腺炎的腺泡形成很少，常可见退行性变的淀粉样体和多核巨细胞。前列腺癌的细胞呈低柱状或立方形，有明确的细胞壁，致密嗜酸性的胞质，细胞核较正常大，分裂不活跃。前列腺癌如发生明显的退行性变，则组织结构完全消失，毫无腺泡形成的倾向。

治 疗 篇

74. 前列腺癌的治疗方法有哪些？

答 前列腺癌的治疗方法包括有手术治疗、内分泌治疗、化疗、放疗、靶向治疗、免疫治疗，以及中医药治疗等多种方法。

75. 切除睾丸能治疗前列腺癌吗？

答 有些患者被确诊为前列腺癌后，医生会建议行睾丸切除术，而不切除癌变的前列腺，这是为什么呢？该问题应从以下两方面解释。

（1）前列腺癌有明显的激素依赖性，当雄激素水平降低时，对前列腺癌的发展有一定的抑制作用，而雄激素的一部分是由睾丸产生的，双侧睾丸切除可有效地去除睾丸产生的睾酮，使血浆中睾酮浓度减少95%，起到减小癌肿和缓解症状的作用，为一种有效的治疗前列腺癌的姑息性手术。

（2）行睾丸切除术的，多为C期、D期患者，前列腺切除已无意义或无法耐受手术打击，而睾丸切除术损伤较小，适合高龄的前列腺癌患者。但是现在这种治疗已很少采用，一般在偏远及医疗条件比较差的地区还有个别采用。

76. 什么是前列腺癌的内分泌治疗，包括哪些方法

答 1941年美国的两位学者发现，手术切除睾丸可以明显地抑制转移性前列腺癌患者的病程进展，也奠定了前列腺癌内分泌治疗的基础。广义上讲任何去除雄激素或者抑制雄激素活性的治疗，都称为内分泌治疗。具体的治疗方法有以下两种。

（1）外科手术去势：即手术切除双侧睾丸，通过降低睾丸雄激素水平，达到抑制肿瘤继续生长的作用。这种手术现已很少做。

（2）药物去势：①雌激素，通过其在下丘脑水平的反馈调节，导致促黄体生成素释放激素（LH-RH）和促黄体生成素（LH）产生降低。②LH-RH类似物，如亮丙瑞林、戈舍瑞林。③抗雄激素药物，通过竞争雄激素受体完成的。④全激素阻断（MAB），是指同时去除睾丸和肾上腺的雄激素作用，如外科去势或药物去势的同时给予抗雄激素治疗。

77. 什么是促黄体素释放激素类似物？

答 促黄体素释放激素（LHRH），是下丘脑分泌的肽类激素。促黄体素释放激素类似物为人工合成，能通过竞争结合垂体的大部分受体而使黄体生成素、卵泡刺激素的分泌能力降低，从而使激素敏感性肿瘤萎缩。主要包括药物有戈舍瑞林、亮丙瑞林、曲普瑞林等。

78. 雌激素在前列腺癌治疗中的作用是什么？

答 雌激素能直接抑制睾丸类固醇激素的生成，并影响前列腺细胞的代谢，使腺体萎缩。比较常用的药物为己烯雌酚，每日2～4mg。主要副作用为乳房发育、阳痿、恶心、呕吐等，大剂量可以引起心血管并发症，现在治疗前列腺癌的药物比较多，雌激素比较少用。

79. 雄激素拮抗剂在前列腺癌治疗中的作用是什么

答 雄激素拮抗剂能与前列腺癌细胞内的雄激素受体结合，影响睾酮及双氢睾酮对受体的激活作用，以阻止雄激素作用于靶细胞。可分为类固醇型和非类固醇型雄激素拮抗剂，药物包括氟他胺、比卡鲁胺，以及新型内分泌治疗药物阿比特龙、恩杂鲁胺等。

80. 什么是内分泌的联合治疗

答 内分泌联合治疗主要是在用药物或者手术方法去除睾丸来源雄激素的同时，用雄激素拮抗剂阻滞其他来源的雄激素对癌细胞的作用。主要方案为促黄体素释放激素（LHRH）与氟他胺联合使用。有研究表明早期应用内分泌联合治疗可延长患者的生存期。

81. 内分泌治疗长期应用会有耐药性吗

答 长期应用内分泌治疗是会有耐药性的，我们称为去势抵抗性前列腺癌。尽管内分泌治疗是目前前列腺癌治疗的有效手段，几乎所有的前列腺癌患者在治疗初期对于内分泌治疗均有反应。但是随着治疗时间的推移，患者会逐渐出现对内分泌治疗的耐药，临床表现包括PSA上升、影像学进展，以及症状的出现或加重。

82. 为什么内分泌治疗长期应用会有耐药性

答 可能的原因包括：传统去势治疗不能阻断肾上腺来源的雄激素，雄激素受体的扩增或者变异，受体后通路的变异，以及初始存在的耐药细胞克隆的生长等。前列腺癌患者出现内分泌治疗耐药的时间早晚不一，研究表明转移性前列腺癌内分泌治疗的中位有效时间为1.5 ~ 2年。

83. 内分泌治疗对所有的前列腺癌都有效果吗

答 内分泌治疗并非对所有的前列腺癌都有效，一些患者对内分泌治疗效果不明显，有些虽近期疗效较好，但几个月或1～2年后症状可恶化。因此，内分泌疗法为一种姑息性疗法，它可以用于前列腺癌的各个时期，虽可使患者病情得到控制和缓解，但此疗法并不能使患者的生存率有所改观。

84. 前列腺癌内分泌治疗什么时候可以停药观察

答 前列腺癌患者由于长期睾酮维持于去势低水平，会出现很多药物副作用，如疲劳、潮热、骨质疏松等。这种情况下，我们可以采用间歇性内分泌治疗的策略，也就是指内分泌治疗一段时间后，患者PSA小于0.2ng/ml，维持3～6个月，则停止治疗，待PSA回升到一定界值后再重新开始内分泌治疗，这样可以减少药物的副作用，提高患者生活质量，降低治疗成本，延长肿瘤对雄激素的依赖时间。

85. 间歇性内分泌治疗的停药标准有哪些？

答（1）无临床进展。

（2）用药至少9个月，PSA小于0.2ng/ml后，持续3～6个月。

在停药监测期间，需要密切监测PSA和睾酮水平的变化，一般每3～6个月复查一次，必要时行影像学检查。当PSA大于4ng/ml后，或出现临床进展，需要再次开始内分泌治疗，至少连续治疗6～9个月，如此循环往复，直至出现去势抵抗的征象。但对于转移性前列腺癌连续内分泌治疗仍是首选的标准治疗。前列腺癌内分泌治疗是一个长期的过程，一旦停止治疗，睾酮水平就会恢复，可能导致恶性肿瘤重新生长或加速扩散。这也是间歇性内分泌治疗的风险。因此这种治疗策略一定要在主诊医生的评估后执行，不建议患者擅自停用内分泌治疗。

86. 什么是去势抵抗性前列腺癌

答 去势抵抗性前列腺癌（CRPC）是指癌症不再对去势水平的睾酮单独产生反应，即使在患者接受显著降低睾酮水平的治疗后仍会进展。临床诊断需要包括两个条件。

（1）血清睾酮达到去势水平（50ng/dl），现有的方法证实手术去势后睾酮的平均水平是15ng/dl，因此睾酮 < 20ng/dl应该是比较合理的去势水平。

（2）间隔一周，连续3次PSA上升（PSA > 2ng/ml），较最低值升高50%以上或者有影像学进展。且去势抵抗性前列腺癌多有远处转移。

87. 什么样的前列腺癌患者要进行化疗

答 抗肿瘤药物治疗前列腺癌，是目前很受重视的治疗手段，这主要是因为前列腺癌中20% ~ 30%不依赖雄激素，故有非特异性治疗的必要性。化疗主要适合以下患者。

（1）晚期转移性前列腺癌，经内分泌治疗或放疗失败后，可采用化疗。

（2）化疗作为前列腺癌治疗方案的一个组成部分，在应用手术或放疗去除局部病灶后，通过化疗消灭潜在的、目前尚无法探测的小病灶。

88. 前列腺癌患者化疗的效果如何？

答 研究表明转移性前列腺癌用内分泌治疗后病情仍进行性加重者，使用化疗药物后，无论客观指标还是主观症状都可明显改善。单纯化疗虽不能治愈原发病灶，但可延长患者术后生存期，有效率为20% ~ 40%。化疗作为一种治疗手段，虽对于前列腺癌的治疗没有内分泌疗法及放疗效果好，但作为辅助性治疗往往可以起到内分泌治疗及放疗无法替代的效果。

89. 有哪些药物可以用于前列腺癌的化疗？

答 对于已接受基础和新型内分泌治疗，但前列腺癌病情仍然继续进展情况下，化疗是最常考虑的治疗选择。目前，前列腺癌相关的化疗药物主要有以下几类。

（1）紫杉烷类药物：多西他赛、卡巴他赛。

（2）蒽环类药物：米托蒽醌。

（3）铂类：顺铂、卡铂。

90. 前列腺癌的放疗有哪些方法？

答 前列腺癌的放疗包括外照射和组织间插植照射（短距离内照射放疗）。外照射包括常规外照射放疗和三维适形放疗或调强适形放疗，这样可增加恶性肿瘤照射剂量，减少放疗早期和晚期并发症。另外一种放疗是组织间插植照射，是一种将放射源直接植入癌组织内部的短距离放射治疗技术，适用于预后较好的早期前列腺癌，相对于传统的外照射放疗，短距离内照射放疗具有在以大剂量放射线照射局限于前列腺内的癌肿的同时，对其周围正常组织放射毒性损害最小的优点。另外，短距离内照射放疗后勃起功能恢复及生存质量也明显好于接受手术及外照射治疗的患者。

91. 放疗为什么要分多次进行？

答 一般来说放疗要分次进行，一周放疗5天，休息2天。原因有两个方面：一是放疗在杀灭癌细胞的同时，难免会对恶性肿瘤周围的正常组织细胞造成损伤。通过分次治疗，正常组织细胞就有时间进行修复，从而减轻放疗对正常组织细胞的损伤。二是可以获得更好的疗效。因为不同状态下的癌细胞对放疗的敏感性不同，处于分裂期的癌细胞对放射线敏感，处于静止期的则不敏感。每次放疗时，会选择性杀伤敏感的癌细胞，敏感性低的癌细胞仍然可以存活。在分次放疗的间歇期，部分处于静止期的癌细胞会进入分裂期，这样下一次治疗就会将这部分癌细胞杀死。

92. 前列腺癌的放疗会引起哪些并发症

答 放疗会引起一些并发症，放射性物质在破坏癌细胞的同时，也对正常组织器官产生破坏作用。放疗常产生的合并症，如胃肠道反应包括厌食、腹泻，以及放射性直肠炎出现便血、肛门直肠不适等，泌尿系统可引起放射性膀胱炎出现尿频、血尿等，其他并发症有外阴和下肢水肿等。

组织间插植照射局限于癌组织，对直肠、排尿功能和性功能影响小，很大程度上降低了外照射疗法并发症。主要并发症有排尿困难、血尿等。

93. 治疗前列腺癌有哪些手术方法

答 前列腺癌手术方式包括：开放手术、微创手术。

开放手术包括：①经会阴前列腺癌根治性切除术。②耻骨后顺行前列腺根治性切除术。

微创手术包括：①腹腔镜手术，经腹腹腔镜和经腹膜外腹腔镜。②机器人辅助腹腔镜手术。

94. 什么是机器人辅助腹腔镜手术

答 采用机器人手术平台完成传统的腹腔镜手术。机器人手术系统为手术医生提供了超越人手和普通腹腔镜器械所能达到的更好的灵活性、精确性及可操作性。目前采用这种方法治疗的比较多。机器人手术的优势是在进入盆腔内视野放大10倍，会更清晰，为3D图像，因此更立体；进入体内的操作臂都是非常纤细的，所以很灵活；在体内的活动范围比人手进行手术要大得多、灵巧得多，对于角度的掌控会更好。这也意味着患者手术之后出血会更少、疼痛会更轻、神经的损伤会更少、恢复期会更短。

95. 前列腺癌根治术的手术适应证是什么

答 前列腺癌根治术的手术适应证通常包括：发病早中期阶段的前列腺癌患者，进展低中危的患者，进展高危未突破前列腺包膜的患者，局部分期在T3以下、没有局部淋巴结或远处转移病灶的患者，没有严重的心肺血管疾病的患者，预期生存期获益10年以上的患者。近年来，前列腺癌根治术适应证也在扩大，对于已经合并淋巴结转移或骨盆等存在少量骨转移病灶的寡转移患者，以及一些突破前列腺包膜的局部进展期患者，也在进行探索性的治疗。

96. 前列腺癌根治术的术后并发症有哪些？

答 其中常见的并发症为尿失禁和性功能障碍。

（1）尿失禁：由于手术创伤，引起膜部尿道周围组织水肿，可发生暂时性尿失禁，大多可在短期内自行缓解。手术中如损伤外括约肌或在做膀胱颈与尿道吻合时缝线穿过尿道外括约肌，术后有可能引起完全性尿失禁。

（2）性功能障碍：是其主要并发症。术后阳痿的发生率高达90%。主要是由于手术损伤了支配阴茎海绵体勃起的盆腔神经丛所致。

97. 前列腺癌根治术后病理切缘阳性是怎么回事？

答 切缘阳性最常见部位为前列腺尖部和后侧，少见部位为后外侧和神经血管束区域。切缘阳性患者的生化复发、局部复发和远处转移的发生率较高。切缘阳性患者的癌症特异死亡率为40%，而阴性者为10%，切缘阳性者与阴性者的病变进展率差异存在非常显著的意义。

切缘阳性率在诊断时与肿瘤体积、肿瘤期别、PSA水平、穿刺活检组织Gleason评分等因素有关。临床上切缘阳性分为两种，一是真阳性，即前列腺肿瘤包膜外浸润，术中已无法彻底切除肿瘤；二是假阳性，即无包膜外肿瘤浸润。

切缘阳性是由于前列腺解剖切除困难或技术不熟练，尤其是前列腺尖部或后侧的包膜裂开所造成。

98. 前列腺癌根治术后病理切缘阳性怎么办

答 切缘阳性可采用以下治疗：辅助放疗适用于根治术后高危患者，包括肿瘤包膜外侵犯、精囊侵犯、盆腔淋巴结转移，以及切缘阳性；辅助内分泌治疗适用于根治术后切缘阳性，盆腔淋巴结转移，术后病理证实为T3期（pT3）或≤T2期伴高危因素患者（Gleason > 7，PSA > 20ng/ml）；联合治疗包括联合放疗加内分泌治疗，联合后理论上能使患者生化和临床复发的危险性降至最低。

99. 前列腺癌根治术前的新辅助内分泌治疗是什么

答 新辅助内分泌治疗（NHT）即根治性前列腺切除术或根治性放疗前给予辅助性的内分泌治疗。新辅助内分泌治疗可使前列腺体积明显缩小，显著降低血清PSA值，缩小和降低的程度和治疗的时间有关。PSA值的降低在NHT治疗的过程中表现出明显的阶段性，即初始的速降阶段和随后的缓降阶段。一般认为PSA下降速度越快，最低值越低，患者的预后越好。

100. 前列腺癌根治术前的新辅助内分泌治疗的效果如何

答 新辅助内分泌治疗可使T2期降期，并使其根治术后标本切缘阳性率降低，但对T3期不肯定。新辅助内分泌治疗后病理改变主要为以细胞空泡变性为特征的退行性改变，Gleason评分似有增高趋势，多数学者认为是病理假象所致，现多不再提“病理降级”这一概念。对T2期患者，可能延长根治术后的生化复发时间，降低复发率，但对T3期患者不确定。从文献报道结果看，新辅助内分泌治疗应维持6个月以上方能显示出效果，最佳治疗时限尚不确定。在应用新辅助内分泌治疗时尚需注意副作用的发生和影响。

101. 什么是前列腺癌新辅助化疗，适合什么样的患者

答 前列腺癌新辅助化疗的定义是：明确的局部前列腺癌根治性手术治疗之前，给予的化疗称为新辅助化疗。新辅助化疗主要针对年龄较轻的、高危、T3期或T4期的前列腺癌患者。但对于70岁以上的老年患者，约1/3不能完成新辅助化疗。同时老年患者出现4级不良反应的比例增高，术后病死率高。

102. 前列腺癌新辅助化疗的优缺点是什么

答 前列腺癌新辅助化疗的优点是：可以了解肿瘤对化疗的敏感性，以及化疗可以使无法手术的肿瘤降期。缺点是：治疗是建立在临床分期的基础上，而不是病理分期，存在分期误差，以及局部治疗延迟。近年临床研究证实局部晚期前列腺癌患者中，新辅助化疗组总的中位生存期可以提高大约2.5年。

103. 前列腺癌根治术术前化疗和术后化疗有什么区别

答 前列腺癌根治术术前化疗和术后化疗都是化疗，只不过一个是在手术前一个是在手术后，它们的作用是不同的。之前患者大多是术后进行化疗，因为医生认为手术已经将恶性肿瘤切除干净了，术后会有一些转移到其他地方的小病灶，术后需要用辅助化疗把恶性肿瘤的复发转移风险降低。随着医疗技术的不断发展，医生发现一些恶性肿瘤在术前进行化疗，会使恶性肿瘤缩小，这样做手术时损伤也会减少。一些分期不能手术的恶性肿瘤，经过化疗可以降期而变得可以手术，并且通过化疗可以抑制恶性肿瘤的活性。除此之外，术前化疗可以帮助医生判断患者对化疗药的敏感程度，根据化疗药的效果决定是否更换化疗药物。

104. 前列腺癌化疗没有反应是好事还是坏事?

答 化疗是一种全身治疗手段，这些药物到达其他脏器时也会产生相应的毒副作用，引起不同的不良反应。出现不良反应最多的是造血系统、消化系统和泌尿系统等。故可以出现血象的降低，胃肠道反应如恶心、呕吐等，也可以出现肾功能损害等，以及发热、乏力等全身症状。

但由于个体差异，也有部分患者化疗没有显著的不良反应，只能说明化疗药物对恶性肿瘤外的脏器影响不大。它并不说明对恶性肿瘤的杀伤作用也不大。化疗效果的好坏与副作用的大小并无直接联系，化疗效果需要通过血液检查或影像学等检查明确。所以化疗反应出现与否、轻重与否，与疗效无关，所以不必太过担心。

105. 前列腺癌根治术后的辅助治疗都有哪些?

答 前列腺癌根治术后的辅助治疗包括内分泌治疗、放疗、化疗、免疫治疗。内分泌治疗为应用黄体素释放激素类似物（LHRH–A）+抗雄激素药物，即雄激素最大阻断（MAB）治疗；局部放疗适用于术后切缘阳性患者的局部放疗；化疗方案为多西他赛+激素，适用于去势抵抗性前列腺癌的治疗。对于免疫治疗，目前国内开展前列腺癌免疫治疗仍限于临床研究阶段。随着研究的进展，前列腺癌的免疫治疗将发展成成熟有效的治疗方法。

106. 什么是前列腺癌包膜侵犯？

答 前列腺肿瘤的病理分期是预测前列腺根治术后患者生化复发和远期生存的重要因素之一。其核心要素为肿瘤是否存在前列腺包膜侵犯（ECE）。ECE是指前列腺癌侵犯前列腺周围的邻近组织。前列腺没有真正的被膜，但在前列腺外侧包绕一层纤维成分为主的结缔组织，可以此作为前列腺的边界。当肿瘤侵犯到前列腺周边的致密平滑肌组织以外时，则诊断为ECE。目前已公认，患者是否发生包膜侵犯与其预后相关。临床局限性前列腺癌在根治性前列腺切除术后可能发现包膜外侵犯。有报道称与患者术前Gleason评分、临床分期及前列腺体积等因素有关。ECE的治疗主要包括辅助放疗和辅助内分泌治疗。

107. 什么是前列腺癌的生化复发

答 前列腺癌的生化复发是前列腺根治性治疗后癌症复发的早期阶段，其预示着癌症复发进展的可能。前列腺癌术后评估复发的指标主要包括生化复发和临床复发。生化复发的概念是指在前列腺根治性手术或者根治性放疗后，进行前列腺特异性抗原检测，如果PSA连续两次超过0.2ng/ml但影像学上没有发现复发或转移病灶，则提示前列腺癌的生化复发。临床复发主要是指临床上可以通过直接查体或用影像学方法检出的前列腺癌复发。

108. 前列腺癌根治术后为什么还会复发

答 做完手术并非万事大吉，有一定复发概率。早期的前列腺癌做了根治术，基本能够达到临床治愈的效果。但是有一部分中期或局部晚期的患者在手术前，可能已经有癌细胞通过血液、淋巴系统逃逸了。一项十年的临床研究证明，患者在根治手术治疗后，有发生癌症局部复发和远处转移的可能性。因此在前列腺癌根治术后，需要定期复查前列腺特异性抗原也就是PSA。

109. 前列腺癌根治术后生化复发怎么办

答 生化复发的患者应该进行骨扫描、CT检查或者磁共振检查，也可以选择前列腺特异性膜抗原（PSMA）靶向PET/CT检查，以便明确复发的位置和程度。单纯的生化复发，没有实体复发病灶证据。术前PSA较低，小于10ng/ml，切除的前列腺病理证明肿瘤很局限，肿瘤恶性度也就是Gleason评分较低的患者，可给予观察等待治疗或内分泌治疗。

根治术后证实局部临床复发，但没有恶性肿瘤的远处转移可以采取局部的放疗。如果进行补救性放疗，则应该在PSA水平超过0.5ng/ml之前开始。手术之后较长时间才发生生化复发，PSA水平上升缓慢，肿瘤级别低，以及无精囊侵犯和淋巴结转移的患者最有可能对放疗反应良好。

证实临床复发，并且有远处转移的患者。如果转移到骨可能需要放疗或化疗联合内分泌治疗。如果转移到肺或肝脏等实体脏器，可能需要化疗或靶向治疗联合内分泌治疗。

110. 前列腺癌根治术后患者家属应该做些什么？

答 患上前列腺癌后，很多患者往往会遭受极大的打击，心理较为脆弱，而前列腺癌术后又时常担心手术效果，很容易出现紧张、焦虑、抑郁、绝望等负面情绪，严重影响术后生活质量，甚至治疗效果。因此，患者家属在手术后一定要注意患者的心理情况变化，鼓励患者说出心中感受，并给予充分的精神、心理支持，让患者保持积极、乐观的心态。如果发现无法纠正的心理问题，需要及时告知主治医生，让医生与之沟通、交流。

111. 化疗能治疗去势抵抗性前列腺癌吗

答 化疗可以治疗去势抵抗性前列腺癌。报道的两个临床研究TAX327试验和SWOG9916试验改变了前列腺癌对于化疗不敏感的认识。TAX327试验确定了3周多西他赛+泼尼松方案（DP方案）的一线标准方案地位。

对于化疗耐受性差患者的应对策略，目前处理办法有两种。

（1）降低多西他赛的剂量：曾进行一项研究，将患者分为多西他赛相对低剂量组和相对高剂量组，两组肿瘤特异性生存并没有差别，相对高剂量组不良反应更为多见。

（2）调整给药强度：即降低每次多西他赛剂量，增加给药次数。另有一项临床研究，对照双周DP方案与标准3周DP方案，发现双周在无进展生存期、PSA反应率和中位生存时间方面不劣于标准DP组，但不良反应降低。

112. 放疗能治疗去势抵抗性前列腺癌吗

答 放疗可以治疗去势抵抗性前列腺癌。放疗在各期前列腺癌的综合治疗中起到不可或缺的作用。根据国内外数据统计，以放疗为根治性治疗手段的比例逐年增多。调强放疗技术（IMRT）不仅可以使照射野适合肿瘤在各个方向的形状，还可以通过调整射线强度更精准的覆盖肿癌靶区，避免或减少对肿瘤周围正常组织的照射。在此基础上，图像引导放疗技术（IGRT）保障了相应照射剂量可以精确地给到靶区（图5）。

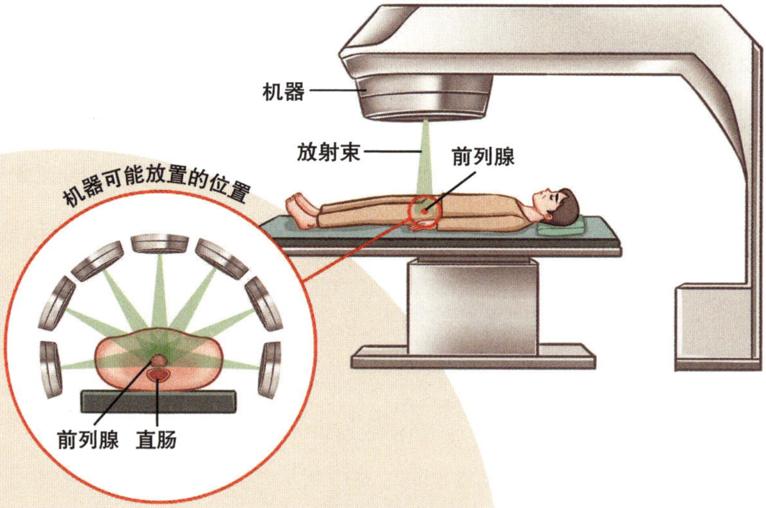

图5　放疗

113. 针对去势抵抗性前列腺癌还有什么其他治疗方法吗

答 对于晚期去势抵抗性前列腺癌（CRPC）暂无有效的控制方法。临床目前采用如下方法。

（1）第二代内分泌治疗药物：阿比特龙和恩杂鲁胺，仅可将总生存时间延长3.9个月和4.8个月。

（2）化疗：紫杉醇类化疗药物多西他赛和卡巴他赛已被美国FDA批准在前列腺癌治疗方面使用，总生存时间延长也仅为数月，并且伴随副作用。

（3）放疗（前文已述）。

（4）前列腺特异性膜抗原（PSMA）靶向前列腺癌治疗：PSMA作为前列腺癌特异性受体，其靶向技术快速发展，成为核医学显像高灵敏度、高特异性的方法之一。

（5）前列腺癌免疫治疗：在指南推荐的常规治疗后给予免疫治疗可能形成长期有效的、稳定的免疫应答而杀伤癌细胞。

114. 去势抵抗性前列腺癌的精准治疗与个体化治疗是怎样的？

答 前列腺癌发生发展的遗传性因素复杂多样，存在显著的肿瘤异质性。前列腺癌患者的肿瘤在基因组序、表观遗传学等分子水平上存在巨大差异，特别是肿瘤进入CRPC阶段。随着二代测序（NGS）的快速发展，在前列腺癌肿瘤的临床诊疗中广泛应用，可以达到前列腺癌的精准治疗和个体化治疗。主要个体化治疗药物如下。

（1）PARP抑制剂：mCRPC患者可检测到DNA修复基因的失活，以及MMR途径基因的高突变。TOPARP-A研究，证明奥拉帕利对mCRPC患者有效。

（2）免疫检查点抑制剂（PD-1/PD-L1）：错配修复缺陷（dMMR）的患者是潜在获益人群。帕博利珠单抗于2017年被美国FDA批准用于治疗在MMR中具有突变和/或在肿瘤中表现出MSI的前列腺癌。

115. 什么是前列腺癌的靶向治疗

答 靶向治疗是指运用靶向药物治疗前列腺癌。基因靶向治疗药物是由一种重组人源化抗EpCAM抗体与铜绿假单胞菌外毒素A偶联而成。在前列腺癌细胞中常见EpCAM高表达，药物一旦结合癌细胞表达的EpCAM就会被转运至细胞内，诱导细胞凋亡。靶向药物是一种新型的药物，它在杀灭癌细胞的同时，减少了对正常细胞的伤害。因此，靶向治疗具有疗效较好、副作用较小的特点，是一种比较理想的恶性肿瘤治疗方法（图6）。

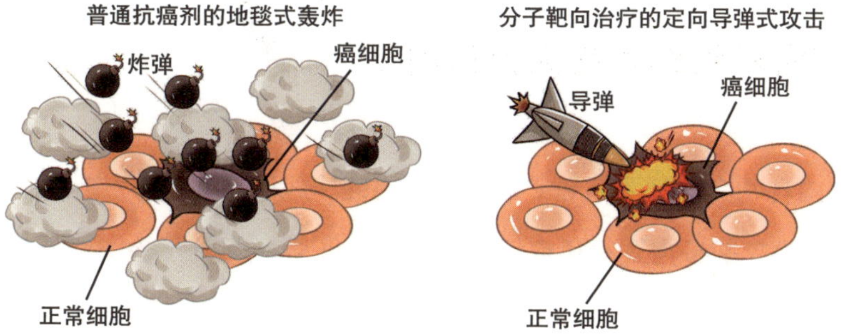

图6 靶向治疗

116. 靶向治疗的发展历程是怎样的？

答 随着基因组和分子生物学研究的深入，科学家对于恶性肿瘤的发生发展也有了更多的认识，从而针对性地研发了分子层面的治疗药物，即靶向药物。1998年，首个靶向药物曲妥珠单抗问世。2001年，甲磺酸伊马替尼成为第一个投入临床使用的小分子靶向药物。此后各种不同机制的靶向药物相继被研发出来，至今在我国已上市的靶向药物有几十种。目前，科学家们仍在努力研发新型的、疗效更好的靶向药物以治疗恶性肿瘤。

117. 靶向药物的适应人群是哪些？

答 靶向药物有其适用人群，仅有部分患者可以从靶向治疗中获益，因此，开始靶向治疗前多需进行免疫组化、基因检测等各类分子检测以评估患者是否可以从靶向治疗中获益。因此，靶向治疗最重要的是通过分子检测等方法，评估患者是否有可以用药的靶点，并综合病情、药物反应、经济条件等多方面考虑，选择最恰当的治疗方法。

118. 靶向治疗前为什么要做基因检测

答 基因检测是一项DNA检测项目，使用靶向药物前必须要做基因检测，以找出基因突变的位点才能对应致癌点行靶向治疗。如果患者存在基因突变的情况，使用靶向药进行治疗，效果一般优于放疗或化疗，做基因检测能有效提高靶向药的疗效。

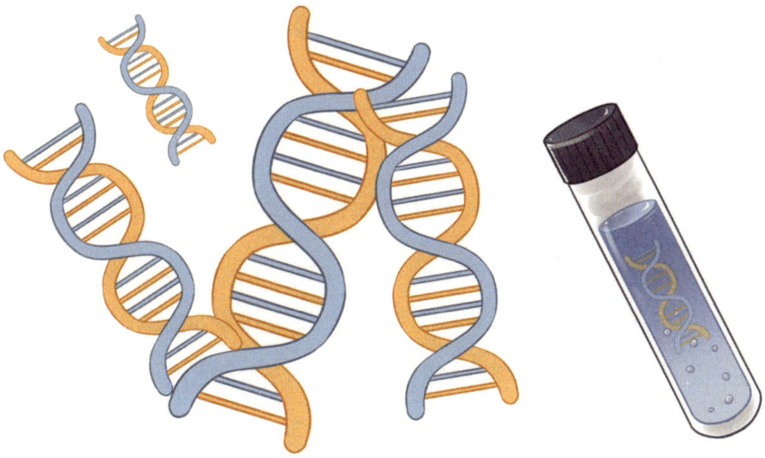

119. 靶向治疗的适应证是什么？

答 确诊的去势抵抗性前列腺癌（mCRPC）患者，在一线治疗后癌症继续进展，则建议靶向联合新型内分泌药物治疗。靶向治疗前需进行相关的基因检测。

120. 靶向药物有几类？应如何选择？

答 根据靶向药物的不同可分为以下三类。

（1）小分子抑制剂：主要是口服药物，包括吉非替尼、奥希替尼、安罗替尼等药物。

（2）抗体偶联药物：抗体偶联药物主要通过静脉输注进行，将抗体与化疗药物相结合，使得化疗药物精准地释放于癌细胞内，从而杀伤癌细胞。典型的药物包括TDM-1、DS-8201、RC48等。

（3）特异性结合癌细胞表面抗体的靶向治疗：此类靶向药物多数为单克隆抗体，它与癌细胞抗原特异性结合，通过阻断细胞增殖、诱导免疫应答，产生抗体依赖性细胞介导的细胞毒作用杀伤癌细胞。此类药物有曲妥珠单抗等。

121. 基因检测配不上靶向药怎么办

答 基因检测配不上靶向药可以采用其他方法进行治疗。

（1）手术治疗：如果癌症属于早期，可以通过手术方式切除。

（2）化疗：患者也可以在医生指导下使用化疗，能够杀死患者体内的癌细胞，提高患者生活质量。

（3）放疗：如果患者不愿接受化疗，或者已经到了晚期，可以通过放疗，抑制癌细胞的增殖。

另外，基因检测配不上靶向药，患者也可以通过免疫治疗、日常调理进行改善，定期去医院复查，遵医嘱用药。

122. 靶向治疗的副作用大吗

答 靶向治疗相较化疗、放疗等方法，其恶心、呕吐、脱发、骨髓抑制、黏膜损伤、肝功能异常的副作用小，程度轻，患者耐受性更好，相较于中医药治疗，疗效更为确切。整体来说其辅助疗效满意，可以明显提高患者的生活质量。

123. 靶向治疗和化疗有什么区别

答 两者有本质区别。靶向治疗是指运用靶向药物治疗恶性肿瘤，靶向药物是一类针对恶性肿瘤发病机制的化学药物，它可以精确地与癌细胞的致癌位点结合并发挥杀伤作用，从而在杀灭癌细胞的同时减少对正常细胞的伤害，不良反应轻。而化疗是应用化学药物杀灭恶性肿瘤，在杀灭癌细胞的同时，也会损伤正常细胞，可导致恶心、呕吐、脱发、骨髓抑制、肝功能异常等不良反应，有的患者因不良反应很重而不能耐受。

124. 什么是肿瘤的免疫治疗

答 肿瘤免疫治疗就是通过增强或激发自身的免疫功能，来攻击和消灭肿瘤细胞。与传统的手术、放疗和化疗相比，肿瘤免疫治疗更加注重调动患者自身的免疫系统，实现个体化治疗，因此具有很高的安全性和耐受性。

125. 肿瘤的免疫治疗有几种类型

答 根据治疗机制的不同，肿瘤免疫治疗可分为以下类型。

（1）细胞免疫治疗：这种治疗主要是通过培养和扩增患者自身的免疫细胞如T细胞、NK细胞等，使其具备更强的抗肿瘤能力，并将免疫细胞回输到患者体内，以达到清除肿瘤细胞的目的。

（2）抗体免疫治疗：主要是通过注射具有抗肿瘤活性的抗体药物，如PD-1抑制剂、CTLA-4抑制剂等，来抑制肿瘤细胞的生长和扩散，同时激活机体免疫系统、增强抗肿瘤作用。

（3）疫苗免疫治疗：是利用肿瘤细胞或肿瘤相关抗原制成疫苗，通过给患者注射刺激机体产生特异性免疫反应，从而达到治疗肿瘤的目的。

126. 肿瘤的免疫治疗具体是如何发挥作用的？

答 肿瘤的PD-L1免疫治疗是PD-L1通过结合并封闭肿瘤细胞上的PD-L1，解除T细胞的抑制，使T细胞可以杀灭肿瘤细胞，从而发挥抑制肿瘤的目的（图7）。正常情况下，T细胞依靠表面的T细胞受体，识别肿瘤细胞表面的抗原，杀死肿瘤细胞。但是，如果肿瘤细胞有PD-L1，就可以结合T细胞表面的PD-L1，达到麻醉T细胞的效果，让T细胞不能捕杀肿瘤细胞。PD-L1则阻止了肿瘤细胞获得免疫逃逸。目前常用的PD-L1有阿替丽珠单抗、阿维单抗等。

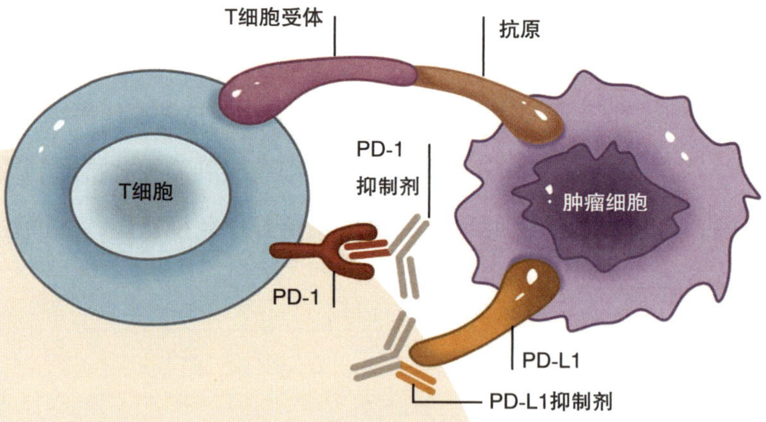

图7 肿瘤免疫治疗机制

127. 肿瘤的免疫治疗都有哪些优势？

答 肿瘤免疫治疗具有高度个体化特点，能够根据患者的具体情况制定个性化的治疗方案，提高治疗效果。另外肿瘤免疫治疗副作用相对较小，不会像化疗、放疗等，对患者造成较大的身体损伤。同时肿瘤免疫治疗具有长期疗效，能够持续激发机体免疫功能，有效防止恶性肿瘤复发和转移。

128. 肿瘤免疫治疗的局限性是什么？

答 肿瘤免疫治疗也存在一定的局限性，如部分患者对免疫治疗药物不敏感，无法取得理想的治疗效果。同时，免疫治疗药物价格较高，也给部分患者带来了经济压力。因此，在选择肿瘤免疫治疗时，需要根据患者的具体情况综合考虑，制定最适合患者的治疗方案。

129. 哪些患者适合接受肿瘤免疫治疗

答 适合接受肿瘤免疫治疗的患者，一是晚期肿瘤患者，尤其是经过手术、放疗、化疗等多种治疗方法后仍无法控制病情的患者。二是肿瘤患者合并有其他疾病，无法接受传统治疗的患者。三是恶性肿瘤复发或转移的患者，免疫治疗可以作为辅助治疗手段提高治疗效果。

130. 肿瘤免疫治疗的副作用有哪些

答 肿瘤免疫治疗虽然有较好的疗效，但也不可避免地产生一些副作用，常见的可能导致皮疹，其发生比例较高。包括可有甲状腺功能减退和甲状腺功能亢进。可能引起心肌炎，这是免疫治疗的一个严重副作用。免疫相关性肺炎，出现咳嗽、呼吸困难等症状，严重者可能会伴有肺实变或渗出性病变。其他副作用还包括高血压、高胆固醇血症、结膜炎、干眼症及白细胞减少等情况。

肿瘤免疫治疗的副作用可能会影响多个器官和系统，因此在治疗过程中，患者应在专业医生的指导下进行，并对可能出现的不良反应保持警惕。如果出现副作用，应及时就医处理。

131. 肿瘤免疫治疗和靶向治疗的区别是什么

答 肿瘤免疫治疗是指通过调节机体的免疫系统，增强机体对于肿瘤细胞的识别和清除从而达到治疗肿瘤的目的。常见的免疫治疗药物有PD-1抗体、PD-L1抗体、CTLA-4抗体、CAR-T细胞治疗等。

靶向治疗是指运用靶向药物治疗某些肿瘤。靶向药物按照药物的分子大小可分为“大分子单克隆抗体”和“小分子化合物”，部分大分子单克隆抗体药物是加强机体的免疫功能以对抗肿瘤细胞，其机制可以归类为免疫治疗的范畴。因此，免疫治疗和靶向治疗是两种不同的治疗方法，但部分靶向治疗在药物机制上属于免疫治疗。医生会根据患者的病情选择合适的治疗方案，有时也可以联合应用。

132. 晚期前列腺癌的治疗效果如何?

答 晚期前列腺癌未经治疗，5年的存活率约为15%。但对于晚期前列腺癌，目前已有一些手段能够控制疾病的发展，改善患者的生活质量。比如晚期前列腺癌应用内分泌治疗，5年的存活率可高达60%左右。当然，每个人对内分泌治疗的反应不尽相同，很多患者经过内分泌治疗至今已存活了8年以上，但也有的患者在治疗后半年左右就对内分泌治疗失去了敏感性，进入了继续恶化和发展的阶段。

中 医 篇

133. 中医思维的基本认识是什么?

答 疾病的发生与发展是正气与邪气斗争的过程，这是中医思维的最基本认识。正气充沛，则人体有抗病能力，疾病就会减少或不发生；若正气不足，疾病就会发生和发展。因此，治疗的关键就是要改变正邪双方力量的对比，扶助正气，祛除邪气，使疾病向痊愈的方向转化。

134. 中医对肿瘤的认识是什么?

答 古人给肿瘤起名，大多根据肿瘤所发生的部位命名。根据中医文献记载，口唇部的恶性肿瘤称为“茧唇”，食管癌吞咽困难时称为“噎膈”，胃脘部的恶性肿瘤称为“痞气”，腹中恶性肿瘤称为“癥瘕”“积聚”，肝癌称为“肝积”，肺癌称为“肺积”，乳腺癌称为“乳岩”，妇人下腹部肿瘤称为“肠覃”，膀胱癌称为“血淋”，阴茎癌称为“翻花疮”等。从上述肿瘤病名可以看到，中医主要是根据肿瘤的部位、形状、病机等因素命名的。

135. 中医如何认识前列腺癌

答 在中医经典中无前列腺癌的记载，根据临床表现如排尿困难及血尿等症状归属于“癥积”“癃闭”“血尿”“血精”“虚劳”等范畴。

136. 前列腺癌的主要病因病机有哪几个方面

答（1）饮食不节，嗜食肥甘生冷辛辣之品，或喜烟酒，日久致湿热之邪内蕴，热蕴成毒，结于下焦，而成病。

（2）肝郁气滞，暴怒急躁或长期抑郁，气滞经脉，血瘀不行，结于会阴而成病。

（3）脾肾两虚，房劳过度，肾脏阴阳俱损，久病体虚肾脾两虚，运化濡养失司，瘀血败精聚积下焦，结而致病。

以上三种原因，不同的患者可能偏重不同，也可能各种原因皆有，中医对前列腺癌的治疗就是以这些认识为基础的。

137. 对于治疗肿瘤采用的中医扶正祛邪治则是什么意思

答 扶正祛邪是中医对肿瘤治疗的基本治则，扶正指补养、扶助人体正气；祛邪指直接祛除人体脏腑经络肌表、腠理的邪气。我们已经说明肿瘤是一个虚病，扶正应该贯穿肿瘤治疗的整个环节，通过扶助正气从而达到去除机体病邪作用。前列腺癌的产生，虽为瘤毒及病理产物滋生损害直接造成，却首先因肾、脾、肺三大体系虚损，导致体内病理产物的产生，同时导致抗病、修复能力的下降。无论是为了减少病理产物的产生，还是增加机体的抗病、修复能力，均首先应补益人体脏器虚损正气。具体可根据患者的情况予以健脾、益肺、补肾的治法治疗。

138. 中医对防治前列腺癌有作用吗

答 中医能不能有效防治前列腺癌？这是所有正在服用中药或正考虑服用中药的前列腺癌患者最关心的问题。中医治法自然是其治疗中最大的特色。世间万物都体现出生长与凋亡的发展规律，均有与其相生和相克的事物。我们把癌症当作一个完整的个体，那么其生长必然有其凭借，也必然有克制它的东西，这是大自然获取平衡的关键。从这点出发，我们觉得中医药的介入，使前列腺癌变得可治可预防，这也是我们多年来应用中医药防治前列腺癌切身的感受和经验。

139. 中药是怎么产生作用防治前列腺癌的?

答 我们大家都知道，中药是通过胃肠的吸收进入人体产生作用的。那么进入人体之后，它是怎么到达前列腺产生作用呢?从中医的理论讲，药物进入人体，首先储存是在胃肠，这时通过胃肠的吸收，液体部分通过胃输送到脾，由脾再辗转到肺，再由肺通过三焦系统送到膀胱和前列腺。另一部分则通过肝，再到脾、心从而产生作用。不同的成分所走的路径不同，不同的成分发挥的作用也不同，在治疗前列腺癌的中药里，只有小部分中药的有效成分直接作用于前列腺癌，大部分其实都是通过作用于其他脏腑而对前列腺产生作用，如活血化瘀、补气养血等提高人体的抗病能力。

140. 中医辨证治疗前列腺癌一般分为几型？

答 按照前列腺癌的病程发展，我们将前列腺癌中医辨证治疗多分为三种证型。

（1）湿热下注型。病变初期，可有轻度尿频，排尿不畅，阴囊潮湿，舌质暗红，苔黄腻，脉滑数。治宜清热利湿解毒。猪苓汤加减：猪苓10g、茯苓15g、泽泻12g、桂枝6g、白术20g、半枝莲15g等。

（2）肝肾阴虚型。病程进入中期，排尿困难，尿流变细，腰骶部疼痛，失眠盗汗，舌质红，苔少，脉细数。治宜滋阴降火解毒散结。扶正抗癌方加减：女贞子15g、旱莲草15g、青蒿10g、茯苓10g、黄芪15g、当归10g、白花蛇舌草15g、土茯苓20g、海藻10g、昆布10g等。

（3）气血两虚型。疾病晚期，神疲气短，面色苍白，舌淡苔薄白，脉沉细无力。治宜补益气血。十全大补汤加减：党参10g、茯苓10g、白术10g、甘草6g、灵芝10g生地10g、当归10g、大枣10枚等。

中药对前列腺癌的治疗只能起辅助作用，但它可以减轻患者术后及放疗、化疗后的不良反应，增加患者的免疫力，提高生存质量。

141. 前列腺癌患者辨治用药应该注意的问题有哪些

答 从辨证论治的角度看，前列腺癌的成因有湿热毒邪、痰湿瘀血、脾肾亏虚等多个方面。治疗上应当根据阴阳偏重和正邪轻重，对证用药。当然，本病肯定有中医肾虚的证候，但不仅仅是肾虚一个因素，即便患者确有腰膝酸软、倦怠乏力、性功能减退等与肾虚相关的证候，治疗上也应分情况对待，不能一味地补肾也不能草率地补肾壮阳。通过我们多年的临床经验和对前列腺癌的现代理论和辨证再认识，认为将前列腺癌等同于肾虚是一个较普遍的认识误区，这个误区使许多前列腺癌患者被误治，这样的误治危害很大。因此，在临床治疗上应特别注意。

142. 中药治疗肿瘤的作用机制是什么

答 多项研究表明，中药治疗肿瘤的机制包括：抑制癌细胞DNA的合成，抑制癌细胞的分裂，诱导肿瘤细胞凋亡，而且还能提高机体免疫功能，间接地抑制肿瘤生长。中药不仅治疗肿瘤有其实验依据，而且多项研究还发现中药复方如四君子汤、升白汤，单味中药如猪苓、灵芝多糖等均对前列腺癌具有较好的疗效。归纳一下，这些药物的作用机制主要是通过以下几方面达到治疗作用。①抑制肿瘤血管形成；②调节机体免疫功能；③抑制前列腺癌细胞增殖；④诱导前列腺癌细胞凋亡；⑤降低前列腺癌细胞转移能力等。

总之，中药抗肿瘤方面的机制是多方面的，其作用具有高效低毒性、多靶点、多途径等多个特点。随着实验研究技术的提高，人们对前列腺癌生物学行为的认识将更加深入。

143. 中药有降低前列腺癌细胞转移能力的作用吗

答 具有侵袭性是恶性肿瘤主要特点之一，分化程度越低，其侵袭能力越强，通过小块恶性肿瘤组织脱落、溶解和侵入周围组织、血液、淋巴组织等方式，导致癌症扩散和转移，因此降低癌细胞转移能力可大大减轻其危害性。研究显示，山楂中的槲皮素在对前列腺癌细胞迁移作用中，不同剂量组槲皮素作用细胞24小时后，均有不同程度的细胞生长抑制作用，槲皮素处理后的细胞内MMP-2表达下降，并抑制其活性，呈现出剂量依赖性，这可能为其降低癌细胞转移的机制所在。

144. 中医药预防前列腺癌根治术后生化复发的经验思路有哪些

答 近年来，我们应用中医药在预防前列腺癌根治术后生化复发方面取得了显著的进展，积累了丰富的经验。从病因病机上，我们是这样认识的：前列腺癌的病机多为正气不足、气郁血瘀、痰凝及脏腑蕴毒等，也可以总结为虚、湿、瘀、毒几个方面。在这样的认识基础上，我们要预防前列腺癌生化复发，就得通过相应的治法来解决这几个方面的问题。对于虚的方面，可以通过健脾、和胃、益肾的方法来治疗，将脾、胃、肾的功能调节正常了，人体的气、血、津、液代谢和分布也会趋于正常，对于湿、瘀、毒的方面，我们可以用祛湿、化瘀、清热解毒等方法来治疗。如何组成一个有效的治疗处方呢？一是将传统中医学里有验之有效的成方为我们所用，二是结合现代中药药理研究的成果，灵活加减。组方用药既有法度可循，又不被成规限制思路，才能更精准地切合疾病的本质，用之有效。

145. 中医药治疗前列腺癌的哪些阶段最好

答 中医药对前列腺癌的各个阶段都有积极的治疗作用。要尽可能地提高疗效，就要根据各阶段的特点，有区别、针对性地施以合适的治疗。前列腺癌根治术后，应主要解决的是癌症复发的问题，此时用扶助正气，兼以软坚散结，对减少前列腺癌复发风险有积极效果。内分泌治疗阶段的主要问题是癌症病灶无法迅速去除，只能缓慢消除，中医药治疗应该与内分泌治疗相协同，采用软坚散结、解毒抗瘤药物。对雄激素非依赖的阶段，此时的主要矛盾是癌肿逐渐扩散，整体状况逐渐变差，中医认为邪气亢盛、正气极虚。此时应该最大限度扶助正气，改善整体状况，才能取得满意的疗效。

146. 前列腺癌根治术后PSA正常时，中医应如何治疗

答 前列腺癌根治术后，患者前列腺特异性抗原（PSA）水平迅速降至正常极低水平甚至为零并保持稳定，食欲、睡眠、精神状态等全身情况较好，对这类患者来说，治疗的重点是扶助正气，防止复发，以自我调养或服用中成药治疗为主。常用的中成药有西黄解毒胶囊和软坚消瘤片等，这些药物具有一定预防癌症复发和延缓癌症发展的作用。

147. 前列腺癌经内分泌治疗有效但不稳定时，中医应如何治疗？

答 患者经内分泌治疗有效，而且病情得到一定程度控制，但尚不稳定，PSA时有波动，对这类患者来说，既要维持原有的西医治疗，又要坚持中医药汤剂辨证治疗。此时的治疗重点在于积极抗癌，防止病情恶化，此类患者的处方用药相对固定，用的中药有龙葵、白英、蛇莓、半枝莲、白花蛇舌草、土贝母等，这些中药都具有抗癌作用，如龙葵，有实验研究证明，它对癌细胞有抑制作用；半枝莲具有清热解毒、活血祛瘀、消肿止痛的功效，也是经实验证明有抗癌作用的中药。此外，针对这类患者的症状表现，可在抗癌基础处方上辨证加减用药，如增加猪苓、泽泻、薏苡仁等，这些药物既有祛湿利尿、改善排尿症状的作用，又有抗癌功效。

148. 去势抵抗性前列腺癌骨转移患者中医的治疗原则是什么

答 对去势抵抗性前列腺癌患者，病情比较重，会出现多发性骨转移，西医一线、二线激素治疗效果均不理想，患者的身体状况较差，有全身多部位疼痛、排尿不畅、食欲差、日渐消瘦、乏力、贫血等症状表现。对这类患者的治疗以扶助正气为主，兼顾抗癌，建议这类患者坚持1～2年的中药治疗，并配合西医放、化疗。中药治疗的原则主要是补益气血，调理脾胃，同时兼以活血软坚及抗癌，常用的中药有黄芪、黄精、太子参、熟地黄、女贞子等。若食欲较差，则加入党参、炒白术、茯苓、炒麦芽等益气健脾药。若睡眠不佳，则加用酸枣仁、柏子仁等养心安神药。若面色萎黄、气血虚弱，则加用阿胶、大枣等益气养血药。若有多发骨转移、骨痛较重，则加入鳖甲、蜈蚣等软坚止痛药物。

149. 如何用中医药减轻化疗副作用

答 若前列腺癌已经发生远处转移，淋巴结清扫未必能清扫干净者，或已不能手术者，常须配合化疗，中药在减轻化疗副作用上有积极作用。

化疗指的是用化学药物杀灭癌细胞。癌细胞是从人体细胞突变之后发展而来，与正常细胞有很大相似性，因此化疗药在杀灭癌细胞时也会不同程度地杀伤正常人体细胞，副作用会很大。

中医学认为化疗不良反应是邪毒存于体内，人体正气不足，致使气血损伤、脾胃失调，肝肾亏损，进而出现各种症状。

具体来说，化疗最容易损伤的就是人体的造血系统，使血细胞下降，升血细胞主要是一些补气补血的药物如黄芪、当归、熟地、党参、鸡血藤、灵芝等。化疗药物在杀伤癌细胞的同时也严重损伤胃肠道组织，导致脾胃虚弱、胃气上逆则表现为恶心、呕吐、纳差等症。治疗上，采用降逆、和胃、益气等方法，常用山楂、旋覆花、柿蒂、竹茹、砂仁等药物。对化疗引起的肾损害，一般以益肾排毒为主要治法，常用黄芪、女贞子、枸杞等。对化疗相关神经毒性，中医根据其症状特点，可用益气养血、益肾通络等方法，常用方药有黄芪桂枝五物汤、济生肾气丸等。对化疗造成的骨髓抑制，中医主要以补肾健脾、益气养血等方法治疗，主要有红参、黄精、黄芪、刺五加等补益中药。

综上所述，中医药对减轻化疗引起的副作用积极有效且疗效显著。

150. 如何用中医药减轻放疗副作用？

答 有一部分前列腺癌患者或者术后切缘阳性的患者也可以采用放疗。大家知道放疗对机体也是有一定损伤的，此时中药减轻放疗副作用也有积极作用。

对消化道反应，中医认为放射线属于一种外邪，具有耗气伤阴的致病特点，中医从益气、养阴、和胃等方面治疗，常用方剂有补中益气汤、沙参麦冬汤、益胃汤、橘皮竹茹汤，常用药物有黄芪、当归、党参、五味子、丹皮、沙参、麦冬、陈皮、竹茹等。对放疗所致的骨髓抑制，中医主要用补肾健脾、益精填髓等方法治疗，常用成方有八珍汤、十全大补汤，常用药物有党参、川芎、生地、茯苓、山药、白术、白芍、黄芪等。对口干、脱发等症状，中医从养阴生津、养血补肾等方面治疗，可用生脉饮、玉液汤，常用药物有麦冬、五味子、红参、天花粉、葛根、生地等。另外放疗后容易引起放射性膀胱炎和放射性直肠炎，对于这种情况中医辅助治疗对缓解这种并发症也有很好作用。

151. 中医药对前列腺癌放疗后引起的放射性膀胱炎有作用吗

答 前列腺癌放疗后的副作用之一是可以引起放射性膀胱炎，造成的放射性膀胱炎给患者带来严重痛苦，此时应用中医药治疗放射性膀胱炎有积极作用。

放射性膀胱炎主要症状为肉眼血尿、尿道灼热、膀胱区拘急疼痛等。中医认为这些症状为膀胱湿热瘀阻的表现，中医治疗多用凉血止血、清热利湿、化瘀通淋、缓急止痛的办法。常用的方剂有八正散、小蓟饮子、芍药甘草汤。常用药物有仙鹤草、小蓟、滑石、车前子、柏子仁、生地、丹皮、小茴香、白芍、甘草等。经中药治疗后，可有效地减轻膀胱的出血，以及尿路刺激症状，减少疼痛。

152. 前列腺癌放疗多长时间后出现放射性直肠炎

答 前列腺癌患者放疗后也会发生放射性直肠炎。急性放射性直肠炎一般发生于放疗后数周甚至6个月内。主要表现为里急后重、排便疼痛，甚至有黏液便等。慢性放射性直肠炎是由于急性期的症状迁延不愈或直至放疗结束6个月至数年后出现症状者，主要表现为排便困难，大便变细或排便频繁、稀便、便血、大便时坠痛等。

153. 中医药对前列腺癌放疗引起的放射性直肠炎有治疗作用吗？

答 对于放疗后引起的放射性直肠炎这个并发症，属于中医“痢疾”范畴。中医认为其病机是放疗造成机体热毒过盛，肠道脉络损伤。中药治疗分为湿热、脾虚、肾虚等类型，湿热者直肠镜见黏膜充血、水肿，症状表现为大便次数增多，以黏液血便为主，中药可用白头翁汤、葛根黄芩黄连汤等方剂加减治疗；常用药物有白头翁、黄柏、秦皮、黄芩、葛根、黄连、百部、蒲公英等。脾虚型直肠镜下见直肠黏膜轻度糜烂，症状表现为大便次数增多、肛门坠痛等，中药以补中益气汤、参苓白术散等方剂治疗；常用药物有黄芪、党参、升麻、白术、当归、陈皮、茯苓、苍术、黄连、甘草等。肾虚型直肠镜见直肠内有较深的溃疡或黏膜呈肉芽状物脱垂，症状为排便次数增多，伴有腰膝酸软等肾虚症状，可用补肾固摄方法治疗；常用药物有黄精、升麻、桑葚、菟丝子、杜仲、黄连、黄柏、蒲公英、甘草等。放射性直肠炎中医治疗包括中药口服或单纯灌肠，但以口服与灌肠并用效果最佳。

154. 中医药能够缓解内分泌治疗引起的副作用吗

答 前列腺癌的内分泌治疗是治疗本病的常规治疗方法，这些药物在治疗的同时，可带来相应的不良反应，如心血管不良反应、性功能障碍、情绪异常及男性更年期症状等。中医药在缓解这些不良反应方面有积极的作用。对心血管不良反应，中医可从心气亏虚等方面来治疗，常用的药物有黄芪、党参、瓜蒌、丹参、灵芝等。对由此造成的类似男性更年期现象，可采用舒肝散结及调和冲任方法，常用药物有夏枯草、香附、白芍、女贞子、黄精、生地、柴胡等。很多患者内分泌治疗后，大量出汗不止，身体虚弱无力，中医可用健脾、养心等方法治疗，可以用浮小麦、麻黄根、茯苓、党参、芡实等。用药时一般选用性味平和的药物，避免过于温燥、滋腻药物。

155. 内分泌治疗前列腺癌后出现的肾阳虚症状怎么办？

答 内分泌治疗前列腺癌后，由于减少了雄激素对前列腺的作用，可能出现不同程度的肾阳虚症状。如同前面所说，补肾壮阳中药具有类似于雄激素的作用，不利于内分泌治疗，此时不能采用补肾壮阳的中药治疗，那该如何治疗呢？实际上，对肾虚的治疗是有轻重之分的，所用的药物也有平和与燥烈之分，所谓的补肾壮阳对前列腺癌患者来说是一个极端不利的治疗方法，当然是不宜采用的。但是在有补肾功效的药物中，并非所有药物都有类似于雄激素的作用，也有一些性质平和、安全有效的药物可供选择，如黄芪、黄精、山药、生地、茯苓、续断等，它们有健脾益气兼有益肾的功效，是可以经常采用的。

156. 为什么前列腺癌患者应该慎用补肾壮阳中药？

答 现代药理研究给我们警示，许多补肾壮阳药物都具有类似于雄激素的作用，如鹿茸、海马、海狗肾、附子、肉桂、肉苁蓉、狗脊、仙茅、淫羊藿、巴戟天、阳起石、蛇床子、韭菜子等，这些药物进入体内，能发挥类似于雄激素的作用。我们知道，前列腺癌的内分泌治疗机制是减少雄激素对前列腺的作用。显然，具有类似于雄激素作用的药物对前列腺癌的治疗是南辕北辙的。临床上曾见到这样的案例，某前列腺癌患者内分泌治疗一年，效果不佳，追问患者生活习惯，患者诉因自觉性功能减退，听信他人建议，每日用淫羊藿、菟丝子、巴戟天、鹿肉等补肾壮阳药炖服，结果该患者不仅性功能未见改善，而且癌症发生全身多处转移，终至不治。

157. 中医对脾胃与肾的关系认知如何参与到前列腺癌的治疗中来？

答 中医对脾胃与肾的关系认知在许多重大疾病的治疗上有重要的意义。脾胃为后天之本，气血生化之源，对前列腺癌这样一个恶性肿瘤疾病，脾胃功能的正常与否，相比肾来说，应该更具有决定治疗成败的意义。因此，即使患者出现肾阳虚的症状，治疗上顾护脾胃、生化气血，间接达到补益肾阳的作用，也比直接的、单纯的补肾壮阳更有效，更安全。

158. 中医药如何治疗晚期前列腺癌？

答 晚期前列腺癌包括局部晚期癌和转移性前列腺癌，此阶段已经过各种治疗，病情得到一定程度控制，但尚不稳定。对这类患者在维持原有的西医治疗的同时，更要坚持中医辨证治疗。因这些患者全身状况较差，有多部位疼痛、排尿不畅、食欲差、日渐消瘦、乏力、贫血等症状表现。中药治疗的原则主要是补益气血、调理脾胃，同时兼以活血软坚及抗癌，常用的中药有黄芪、黄精、太子参、熟地黄、女贞子等。若食欲较差，则加入党参、炒白术、炒麦芽等益气健脾药，若睡眠不佳，则加用酸枣仁、柏子仁等养心安神药；若面色萎黄、气血虚弱，则加用阿胶、大枣等益气养血药；若有多发骨转移、骨痛较重，则加入鳖甲等软坚止痛药物。经过细心调理和坚持治疗，多数患者症状及病情都会有改善。

159. 中医药对失去手术时机的前列腺癌患者有哪些作用？

答 晚期前列腺癌侵犯盆腔，以及周围脏器或出现淋巴结及远处转移。此时已经丧失了手术时机，可选择放疗、化疗或靶向治疗等方法来控制癌症发展，达到延长患者生存时间的目的。此类患者一般情况多较差，往往合并贫血、低蛋白血症、肝肾功能不全，甚至恶病质。这时应积极配合中医药治疗，治疗思路以扶正为主，有益气、健脾、滋阴、养血等治法，常用药物可用黄芪、黄精、阿胶、当归、党参、太子参、酸枣仁、女贞子、茯苓、山药、生地、大枣等。使患者精神状态、营养状况、肝肾功能、睡眠、情绪等方面得到好转，起到改善患者整体状况的作用，同时提高对放、化疗等其他治疗的耐受能力，为其他治疗争取机会。

160. 中医药对晚期前列腺癌引起的疼痛有作用吗

答 对晚期前列腺癌造成的疼痛，中医药是有积极治疗作用的，能减少患者对成瘾性镇痛药物的依赖，减少药物对肝肾功能的损伤。在扶正的同时，如果效果较佳，一般情况趋于稳定和好转，也可酌情增加散结、解毒等治法，对其他治疗起到增效减毒的作用，达到延长患者生存期，提高生活质量的目的。在临床上，对于疼痛比较重的患者可以酌情用些虫类药物如蜈蚣、全蝎及鳖甲等，对缓解疼痛症状有效。应该说，晚期前列腺癌用中医药治疗不仅有作用，而且在患者对其他治疗难以耐受的情况下，中医药对延长患者生存时间，提高生活质量的意义显得更加重要。

161. 前列腺癌不用做手术单用中医药治疗可以吗

答 对病情本来符合手术指征，处在手术治疗的合适时机，身体状况也具备手术耐受能力的情况，直接放弃手术，单用中医药治疗的做法是不可取的。我们需要正确认识几方面的问题：第一，从人们的观念上看，应该明白，中医治疗与手术同是治疗疾病的一种手段，二者并不冲突，也不存在一个取代另一个的道理。在科技发达的今天，人们对疾病的认识更加深入，之所以重新重视中医药，并非因为要反对手术和现代医学，而是因为人们对疾病和健康的认识更加深入，需要从传统医学中找到启示，去发现适合现代疾病的最佳治疗方法。第二，古代中医学没有前列腺癌的专门概念，诊断上只能观察到它的症状，治疗也往往只是从症状出发，将其当作“尿血”等疾病治疗。传统的认识并不足以反映前列腺癌的真实本质，并不知道它是一个恶性的，可能影响生命的疾病，这样的认识是有局限的。

162. 中医预防前列腺癌术后复发怎样用药更好

答 中医预防前列腺癌术后复发更多的是采用汤药，汤药作用特点是吸收快，药效发挥迅速，可根据病情的变化随证加减药物，能够较全面、灵活地照顾到每个患者的病情和病变阶段的特殊性等特点。

163. 前列腺癌患者吃多长时间中药更好？

答 经常有患者问，中药需要吃多久更好呢？其实这个问题没有准确的答案。因为事实上中药的治疗可能会贯穿疾病的整个过程当中，但具体的治疗时间会根据患者个体不同的癌症发展阶段而有不同的区别。根据我们的经验可以分成几种情况。如果已经做了手术，想要预防复发和转移，那么服用中药应该在1～2年的时间。如果经过手术或放疗的患者没有达到临床治愈的程度，可以采用中医治疗预防远期复发和转移，这种情况一般是2～3年时间。如果是晚期的癌症患者，就需要服用的时间更长，其目的就是延长患者的生存时间、提高生活质量。

164. 中药预防前列腺癌复发必须每天服药吗

答 无论从中医角度，还是从西医角度，前列腺癌的发生机制都是复杂的、多原因的。中药防治前列腺癌需要从虚、湿、瘀、毒等多方面考虑，处方常常包含多方面的作用，所以治疗过程绝非简单几剂药就能奏效，而是一个较漫长持久的治疗过程。如果服药过程中无明显不适反应，应坚持每天服药。部分患者在服药过程中，有时会出现恶心、呕吐、腹胀、腹泻等反应，如果症状轻微能耐受，可坚持每天服药，并在复诊时将感受告知医生，以便医生调整药物或剂量。有时药物的煎服方法也会影响到药物的疗效和服药后的反应，应严格遵守医嘱的煎服方法，尽可能减少不适反应。如果症状明显，不能耐受，或发生药物过敏等情况，可自行停药并告知医生，由医生调整治疗方案。

165. 服中药治疗前列腺癌能否暂停一段时间

答 如果因为外出、繁忙等其他原因，造成服药不便，偶尔停药一两天，或者一两周，对整个治疗效果不会造成明显影响。如治疗过程中，发生需要临时先治疗的急性病，比如呼吸道感染等，可暂停长期服用的中药，先治疗新病，新病痊愈后再继续服药治疗痼疾。女性患者如果月经量过多，而中药配伍中有活血破血药物时，可在经期酌情停药。对于有肝肾功能异常病史的患者，治疗过程中应定期监测肝肾功能，根据检查情况酌情停药或调整药物剂量，以免造成药物性损害。

166. 常用的治疗前列腺癌的中药都有哪些?

答 在扶正祛邪治则的指导下，临床专家们总结了各自的经验，常用的补益扶正药物有黄芪、白术、黄精、桑寄生、墨旱莲等。常用的解毒祛邪、消癥散结药物有穿山甲、山慈菇、半枝莲、白花蛇舌草、莪术、薏苡仁等。中药复方中，较为公认的，应用较普遍的药物有薏苡仁、猪苓等。尽管临床专家们各自的经验不同，但组方选药的共同特点是都既遵循中医理、法、方、药的理论，又符合现代中药药理。

167. 防治前列腺癌都有哪些中医经验复方?

答 近年来，中药在前列腺癌的防治中取得了重大进步。有效防治前列腺癌的中药复方制剂有龙蛇羊泉汤，由龙葵、白英、蛇莓、白花蛇舌草等药物组成，这些药物都经过现代药理研究证实含有抗癌作用的成分，并且符合中医清热通淋、解毒散结的治法。在临床应用非常广泛，或与益气扶正药合用，或与凉血止血药联用，效果确切。另外还有如经方五苓散，经过加味，配以软坚散结、清热解毒药物治疗前列腺癌，对提高5年生存率有效。我们研制的中药扶正消癥汤由薏苡仁、黄芪、黄精、白花蛇舌草、猪苓、莪术、土贝母组成，多年来我们在临床上做了很长时间的基础和实验研究，已经取得了很好的结果。

168. 补益药对防治前列腺癌患者的复发有作用吗?

答 前列腺癌的产生虽为瘤毒及病理产物滋生损害直接造成，却首先因肾、脾、肺三大体系虚损所致体内病理产物的产生和抗病、修复能力的下降。无论是为了减少病理产物的产生，还是增加机体的抗病、修复能力，均应首先补益人体正气。中医讲“正气存内、邪不可干，邪之所凑，其气必虚”。要想前列腺癌不复发或少复发，补益药是很重要的。

前列腺癌病程中，由于西医常规的内分泌治疗、手术治疗、放疗、化疗，以及产生的相关副作用，对身体机能造成很大损伤，患者临床上常表现为中医的气阴两虚。基于以上认识，临床辅助治疗常以滋阴健脾益气治法为主，注重补益脾气，常用四君子汤、六君子汤或补中益气汤等加减，常用药物有人参、白术、黄芪、党参、太子参、山药、茯苓、陈皮、半夏、甘草，从而恢复机体的抗病、修复、疏泄功能。

169. 活血化瘀中药对防治前列腺癌患者的复发有作用吗

答 中医学认为前列腺癌的病机与肺脾肾三焦气化功能失常有密切关系，气机不利致三焦功能失调最终集聚成痰成块，瘀阻脉络，导致前列腺癌的发生。所以，瘀血在前列腺癌的发生发展中扮演着非常重要的角色。瘀血不去则新血不生，新血不生则正气不足，正气不足则邪气难去。所以活血化瘀中药对预防前列腺癌复发有着积极的作用。常用的中药有：水蛭、虻虫、三棱、莪术、桃仁、红花等。

常用处方有桃仁承气汤、桂枝茯苓丸、下瘀血汤、当归芍药散、鳖甲煎丸等方化裁加减，亦常用穿山甲引经除邪、活血消癥。

170. 灵芝对防治前列腺癌有作用吗

答 灵芝是一种多孔菌科真菌灵芝的子实体。其外形呈伞状，菌盖肾形、半圆形或近圆形。在明代大医学家李时珍编著的《本草纲目》中有灵芝的记载。药理研究证明，灵芝有多方面的生物活性。灵芝性味甘，平。主治虚劳、咳嗽、气喘、失眠、消化不良、恶性肿瘤等。其主要作用之一为抗癌，其机制为：自身免疫功能的低下或失调，是癌症之所以会发生并扩展的重要原因。灵芝是最佳的免疫功能调节和激动剂，它可显著提高机体的免疫功能，增强患者自身的抗癌能力，以及通过其中某些有效成分对癌细胞起抑制作用，成为抗癌、防癌及癌症辅助治疗的优选药物。灵芝对人体几乎没有任何毒副作用。这种无毒性的免疫活化剂的优点，恰恰是许多化疗药物和其他免疫促进剂都不具有的。

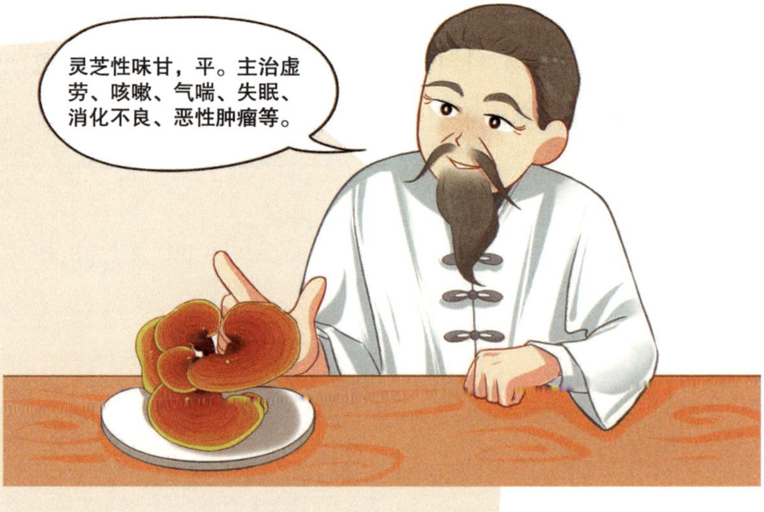

171. 三七对防治前列腺癌有作用吗？

答 中医学认为前列腺癌的病机与肺脾肾三焦气化功能有密切关系，气机不利致各脏器及三焦功能失调最终集聚成痰成块、瘀阻脉络，导致前列腺癌的发生。

三七具有化瘀止血、活血定痛的功效。研究表明三七成分里的三七皂苷可通过直接杀伤癌细胞、抑制癌细胞生长或转移、诱导癌细胞凋亡或诱导癌细胞分化使其逆转、增强和刺激机体免疫功能等多种方式起到抗癌作用。

所以三七对防治前列腺癌及术后复发有积极作用。但患者需在医生的指导下进行服药。

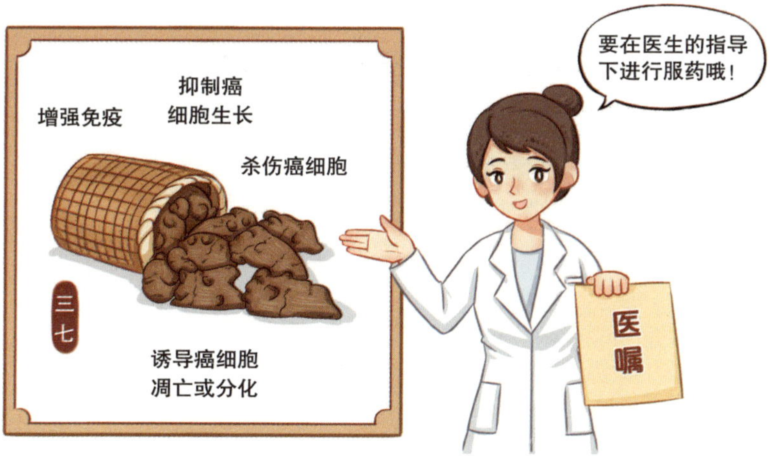

172. 长期服用中药有副作用吗

答 很多患者有这样的疑虑，就是长期喝中药是否有副作用，首先我们要明确副作用的概念。药物的副作用是药物不良反应的一种，药物的不良反应还包括了药物的毒性作用、过敏反应、致癌作用和致突变性。我们所说的副作用，通俗上指药物的不良反应，轻则可见恶心、呕吐、腹泻、皮疹等，重则会造成过敏、休克、肝肾功能损伤等，甚至危及生命。

事实上，无论中药还是西药，都有可能在发挥其应有的药效时带来我们不希望出现的身体反应，而医生在开具处方之前，也一定会衡量药物带来的利与弊，当用药的利大于弊，或者是有使用药物的必要性时，有一些发生不良反应的风险也是可以接受的，但如果有大的变化时要及时与医生沟通评估。

173. 长期服用中药最应该警惕的副作用是什么？

答 长期服用中药最应该警惕的副作用便是肝肾功能的异常。因此，临床中医生常会为长期服中药的患者定期开具生化检测来监测肝肾功能是否正常。

总体来说，当疾病需要长期服药，在定期监测各项指标的前提下，长期服用中药是较为安全可靠的。所以一般来讲，医生所开的处方大多时候是安全而较少有副作用的，因为中医通过辨证论治，因人因病施药，即便药物本身有一定的毒性，一般情况下对人体负面作用是较少的。但是任何药物服用超过一定的度量均会产生我们不希望看到的影响或结果。中药的不规范使用亦会造成不良影响。这时，我们需要寻求医生的建议，停药或者更换处方，所以治疗需要专业医生的指导。

174. 传统中医理论是如何认识和描述中药副作用的？

答 我国现存最早的药学专著《神农本草经》，其药物分类法就是按药物有无毒性、防治疾病的主要功能和可否多服久服来区分上、中、下三品的。上药为君，主养命以应天，无毒；中药为臣，主养性以应人，无毒有毒，斟酌其宜；下药为佐使，主治病以应地，多毒，不可久服。说明传统中医理论对中药的毒副作用，从一开始就很注意。

175. 如何判别中药的副作用？

答（1）长期服用中药后，如发现尿少、尿多、全身水肿、急性肾衰竭，应首先考虑泌尿系统为主的不良反应。

（2）服用中药后，如出现恶心、呕吐、腹胀、腹痛、反胃、黄疸等症状，需考虑发生消化系统为主的不良反应。

（3）服用中药后，如发现皮疹、皮炎、瘙痒、过敏性紫癜等，需考虑有可能发生过敏反应。

另外，随着研究的深入，有些中药可以引起很严重的肝肾损害，如何首乌、木通等。因此，尽量避免应用这些药物，如果应用也应定期检查肝肾功能状况，避免造成严重的药物性肝肾损害。

176. 服用中药时还需注意哪些问题？

答 服用中药期间，为保证药效，不要吃那些可能会与药物发生反应的食物，以免降低药效，或产生毒副作用，加重病情。

此时还应注意服药时应少吃生冷、油腻、不易消化的食物，以免增加患者的肠胃负担，影响对药物的吸收。脾胃虚弱的患者更应少吃生冷、油腻、辛辣的食物。如有便秘、口干、咽痛等患者应少吃辛辣、油腻的食物，否则会增加热象，抵消清热药物及滋阴药物的作用。服用解表药的患者，应少吃生冷及味酸的食物，因酸、冷的收敛作用，会影响药物解表发散的功效。

177. 中药在什么时间服用更好？

答 规律的服药使得药物对人体产生最大的治疗作用。那么如何正确地把握好服药时间呢？《神农本草经》上这样说道："病在胸膈以上者，先食后服药；病在心腹以下者，先服药而后食；病在四肢血脉者，宜空腹而在旦；病在骨髓者，宜饱满而在夜。"这也就肯定了前列腺癌患者的服药时间应该是饭前半小时。而有特殊药物的时候，则需要患者根据医生的叮嘱，按照要求合理选择服药时间。如果在医生没有医嘱情况下，常规服药时间是：一剂药服两次者，上午一次，下午一次，或下午一次，临睡前一次；一剂药服三次者，应每间隔3～4小时服一次，可以上午、下午各一次，临睡前一次。中药和西药应当间隔1～2小时服用。

若在饭后服用应间隔1～2小时较好，因为食物或药品进入胃以后，经过1～2小时消化后进入小肠，可避免相互间影响而产生副作用，尤其是以服药后感觉舒服为宜。

178. 中药如何煎煮更好

答 煎药一般要用砂锅，导热比较稳定，不可使用铁锅、铜锅，会影响药物的效果，甚至可能会产生有毒的成分，不仅影响疗效，还会影响健康。煎药一般用自来水或纯净水。药材质量较好，也较干净，无须清洗。土比较多的药材，适当冲洗即可，不可使劲揉搓。浸泡的过程是煎煮药物重要的环节，一般为30 ~ 60分钟，加水的量为超过药物1cm。水没开时用武火，水开以后转中火。一般一服药可以煎两次，煎好以后头煎和二煎的药合在一起，分成两份，早晚分开喝，一般主张温服。

179. 哪些中药需要先煎，哪些需要后煎

答 需要先煎的中药有矿物类、化石类、贝壳类（如生石膏、石决明、龙骨、牡蛎、赭石、瓦楞子等）与动物角甲类（如龟甲、鳖甲、水牛角等）药物，因质地坚硬、有效成分不易煎出，应打碎先煎30分钟，再与群药同煎。

后下的中药是指在其他药物煎煮后，停火前的5 ~ 10分钟时再将其纳入，煮沸5 ~ 10分钟即可。常见有气味芳香、含挥发性成分、久煎易使有效成分损失，如薄荷、砂仁、豆蔻、木香等。不属芳香药，但久煎有效成分易破坏的饮片，如大黄，一般在停火前10分钟再放入锅中煎煮，可取得更好效果。

180. 中药一般煎多长时间为好？

答 大部分中药一般煎煮30分钟即可，但补益药可以文火慢煎40 ~ 50分钟；矿物类、介壳类、有毒中药可以多煎一些时间。对于不同功效、不同种类的中药的煎煮时间不同。①滋补药：龟板、鹿角、党参、山药、杜仲、黄芪、巴戟天、苁蓉、熟地、白术等药因多数含有难溶于水的成分，所以需久煎熬汁，头煎40分钟，二煎30分钟。②先煎药：牡蛎、石决明、珍珠母、龙齿、龙骨、矿石、贝壳、角骨类药材，质地坚硬，有效成分不易溶出。所以，这些药材应捣细、先煎久熬，才能充分发挥药效。一般要求先煎30 ~ 60分钟，然后再纳入诸药同煎。③烊冲药：阿胶、鹿角胶等，胶质黏性需另取部分药液（或开水）调烊兑入汤剂。

总之，煎煮中药的时间、次数，应根据中药所具的特性而定。像质地坚硬、组织致密，所含成分多为蛋白质、皂苷、黄酮等不易溶于水的药材，应长时间、多次煎煮；像质地疏松，所含成分多为挥发性萜、醚类或久煎成分易遭破坏的药材，应该短时间煎煮，更不宜笼统使用一煎。

饮 食 篇

181. 前列腺癌患者的基本饮食原则是什么？

答 前列腺癌患者基本的饮食原则就是膳食平衡，合理搭配，多补充蛋白质、高能量、多种维生素、低碳水化合物的食物，多吃新鲜食物。一般每天饮牛奶250～500ml，吃鱼、蛋150～250g，加适量的豆类及其制品即能达到高蛋白的要求。有人认为，豆制品、馒头、面包是要经过发酵的，也是发物，这都是没有科学依据的。

182. 前列腺癌患者的饮食宜忌如何？

答 关于前列腺癌患者的饮食方案，我们可以从适宜和不宜两方面来制定。适宜的方面，研究证实食用水果和蔬菜能降低多种癌瘤的危险性。每周吃蔬菜、水果的次数越多其危险性越小，经常摄入水果包括苹果、西红柿、西瓜等，以及蔬菜包括大蒜、胡萝卜等对预防前列腺癌有积极作用。此外，绿茶中的儿茶酸可抑制种植在裸鼠身上的人前列腺癌，使之缩小。所以，绿茶也可预防前列腺癌。不宜的方面有羊肉及过量、过肥的猪肉等。

183. 前列腺癌患者如何进行饮食调理？

答 食疗是中医药学宝库中的瑰宝之一，正确的饮食调理可以增强患者的抵抗能力，扶正祛邪，使放、化疗的副作用减少到最低程度，以便最大限度地延长患者的生存时间，提高患者的生存质量。按前列腺癌的辨证类型可选用如下食疗处方。

（1）湿热下注型：炒车前子10g、莲子10g、核桃仁3个、薏米30g。将莲子、核桃仁、薏米、炒车前子加水煮成粥，待温饮服。每天1次，连服10 ~ 15天。

（2）肝肾阴虚型：淮山药15g、黄精、女贞子15g、龟板30g、瘦猪肉60g。前四味煎汤去渣，加瘦肉煮熟服食，每日1剂。

（3）气血两虚型：黄花鱼鳔适量，党参9g、北黄芪15g、紫河车适量，研成细末，每次6g，每天3次，连续服用。

184. 预防前列腺癌的健康食品有哪些？

答 根据饮食因素与前列腺癌发病相关性的研究，有几类预防前列腺癌的健康食品：一是富含异黄酮的食物，它们具有植物雌激素作用从而预防前列腺癌发生。此类食物有黄豆、绿豆等豆类植物，芝麻、谷类、浆果、青绿蔬菜等。二是富含黄酮类化合物的食物，如洋葱、苹果、绿茶、普洱茶、大蒜等，它们具有弱的雌激素作用，以及有抗氧化抑制血管生成和促进癌细胞凋亡的作用。三是富含微量元素硒的食物，硒具有促进癌细胞凋亡作用，长期摄入高剂量硒的男性患前列腺癌的风险较小，此类食物有芝麻、蘑菇、黑木耳、鱼肉等。四是富含维生素D的食物，如坚果、蘑菇等。五是番茄红素，来自烹饪过的西红柿。并戒烟限酒，适当增加运动量，就有助于预防前列腺癌。

185. 服中药的同时可以喝茶吗

答 在服中药的同时，是不应饮茶的。因为茶叶内含有一种物质叫作鞣酸，它会和药物中的蛋白质、生物碱或重金属盐等起化学反应，生成不溶性的沉淀物，影响药物有效成分的吸收，降低疗效。服用滋补药物时，更不能同时饮用浓茶，因为茶叶会与营养物质所含的蛋白质生成沉淀，影响人体对营养物质的吸收。另外，茶叶所含有的咖啡碱、茶碱等成分，具有兴奋高级神经中枢的作用，不利于患者的休息调养。

如果还是喜欢喝茶，可以在服药1小时以后再喝一点儿淡茶为好。

186. 喝茶对前列腺癌患者有好处吗

答 以上已经说明患者喝中药1小时后是可以喝一点儿淡茶的，也是有好处的。研究表明，多酚化合物会阻碍前列腺癌的生长。茶含有大量的茶多酚，因此被认为是一种良好的抗癌物质，每天一杯茶可以使前列腺癌的风险降低。比如绿茶中就富含茶多酚，能阻断致癌物的合成，抑制癌细胞增殖，调节人体免疫力，是世界卫生组织推荐的健康饮品。

前列腺癌患者适当地喝点淡淡的绿茶，具有排毒通便的效果。但是一定要避免喝浓茶，而且喝茶的频率不可以太高，一般每天喝上一小杯就可以了，要是过量地饮用也会造成一些不好的影响。

187. 服用中药同时可以吃萝卜吗

答 萝卜性平，味辛，具有消积滞、帮助消化、帮助营养物质吸收、增强机体免疫功能、提高抗病能力、防癌抗癌等作用。那么萝卜能和中药一起吃吗?

（1）很多人都说萝卜有解药的作用，吃中药的时候不要吃萝卜，其实这是一个误区。从中医理论来说，萝卜和其他中药没有相畏的情况，因此不存在对其他中药的影响。但是，由于萝卜有“下气”和“消滞”的作用。中医认为，行气太过则容易破气，因此，吃萝卜会对补气类药物如人参、黄芪的补益作用存在一定的妨碍。

（2）由于萝卜有下气和消滞的作用，因此，对于脾胃虚弱的人来说，最好不要经常吃白萝卜。因为过多地行气，就有耗气的可能，这会使脾胃虚弱的状态无法好转，甚至加重虚弱的情况。

（3）有人经常会用党参、枸杞、黄芪等滋补药煲汤，以达到滋补作用，此时建议不要再吃萝卜。

188. 哪些食物具有抗癌作用？

答 患前列腺癌之后，在治疗的同时也可以配合合理的饮食来共同对抗癌症。以下是比较常见的具有抗癌作用的食物。

（1）大蒜：全世界最具抗癌潜力的植物中，位居榜首的是大蒜。研究发现大蒜中含有的锗和硒等元素可抑制癌细胞的生长。

（2）燕麦：是一种低糖、高营养食品。具有降低血压、降低胆固醇、防癌、防治心脏疾病的作用。

（3）红薯：含有丰富的淀粉、胡萝卜素，以及钾、铁等十余种微量元素，能保护人体上皮细胞的结构完整，抑制病毒活性，阻断胃肠道中致癌物质的产生，有很强的抑癌作用。

（4）豌豆：豌豆豆荚和豆苗的嫩叶中富含维生素C和能分解体内亚硝胺的酶，因其可以分解亚硝胺而具有抗癌作用。

还有很多种抗癌食物，如西红柿、青椒、荔枝、石榴等。

189. 哪些食物具有致癌因素？

答（1）腌制的食品如腌肉、咸鱼、咸菜等。这些食物中含有较多的二甲基亚硝酸盐，在人体内可以转成二甲基硝酸胺，是一种致癌物质，可以引起多种恶性肿瘤。

（2）烧烤食品如烤羊肉串、烤牛排等。这些食物在烧烤时沾染了大量的碳燃烧物，而且这些食物中烧焦的部分都含有较多的致癌物质。

（3）熏制食物如熏肉、熏鱼等。这些食物的制作过程类似烧烤过程，熏制使用的烟雾会将大量的致癌物质附着于食物上。

（4）油炸食品可产生致癌物，使用的油如果多次高温使用同样会产生致癌物质。

（5）霉变的食物中含有黄曲霉毒素，是较强的致癌物质。

（6）有些家庭把做馒头的蒸锅水又拿来煮粥，或将头天没喝完的暖壶水再次加热饮用。这些做法都不科学，因为反复烧开的水中也有致癌物质。

190. 哪些水果、蔬菜具有抗癌作用？

答 新鲜的水果蔬菜对人体都是有益的，特别是富含维生素C、B族维生素、叶酸的蔬菜和水果对人体最有益，而且这些都可以有效地防癌和抗癌。研究表明十字花科蔬菜包括西蓝花、甘蓝、卷心菜、芦笋，都含有萝卜硫素化合物，可能有抑制前列腺癌的生长作用。柠檬、橘子、葡萄柚和酸橙等柑橘类水果具有抗氧化特性，对前列腺有益。一项研究显示，患有前列腺癌的患者如果采用富含水果、蔬菜的植物性饮食，可以将前列腺癌疾病进展的风险降低47%。并可能延缓或预防前列腺癌的恶化。增加水果、坚果和蔬菜的日常摄入量，同时减少动物性食品的摄入量，可使前列腺癌恶化的风险降低近50%。因为水果和蔬菜中含有抗氧化剂和抗炎化合物，已被证明可以预防前列腺癌。多项研究也不断证明饮食因素对前列腺癌的重要性。

191. 牛奶有可能促进前列腺癌的发生吗

答 有报道牛奶等奶制品摄入量过高的人，患前列腺癌的风险较大。这只是国外的一些研究报道，也没有定论。因为在欧美一些国家，牛奶是非常普通的饮品，人们每天喝的量很大。而我们国内民众虽然也喝牛奶，但是每天饮量很少，因此不必有顾虑。

牛奶中含有常量不饱和脂肪酸，常量不饱和脂肪酸摄入过多，是导致前列腺癌的危险因子之一。对中国人来说，蛋白质的摄入量普遍不足，只要适度饮用牛奶（每天250 ~ 500ml），就不会有问题。

192. 前列腺癌患者可以吃牛肉吗

答 前列腺癌的患者，身体一般会比较虚弱，往往抵抗力都比较差，缺乏各种营养，而牛肉又是补益之品，其中富含蛋白质，氨基酸组成更接近人体需要，能提高人体抗病能力，对术后须调养的人在补血、修复组织等方面特别适宜。寒冬食牛肉可暖胃，是该季节的补益佳品。当然，对于牛肉的食用也要适度，不可过度食用。

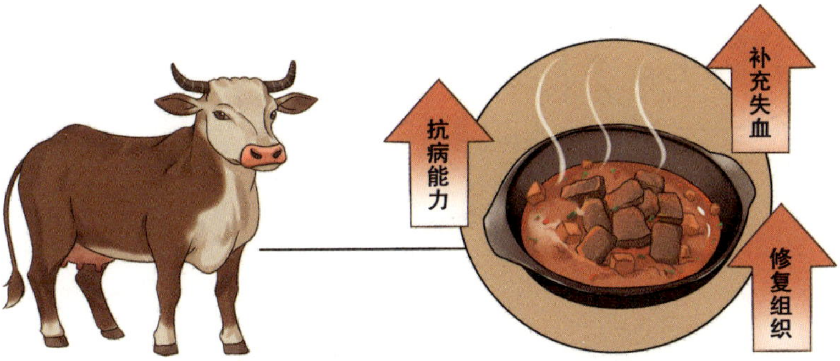

寒冬食牛肉可暖胃，是该季节的补益佳品

193. 前列腺癌患者可以吃羊肉吗

答 羊肉虽然也是很好的补益之品，但是羊肉偏于热性，也就是我们中医所说的补肾壮阳之品，一般的补肾壮阳药物有可能具有类雄激素样作用，由于前列腺癌发病病因的特殊性，是由于男性体内雄激素的因素所致，因此，前列腺癌患者不建议吃羊肉。

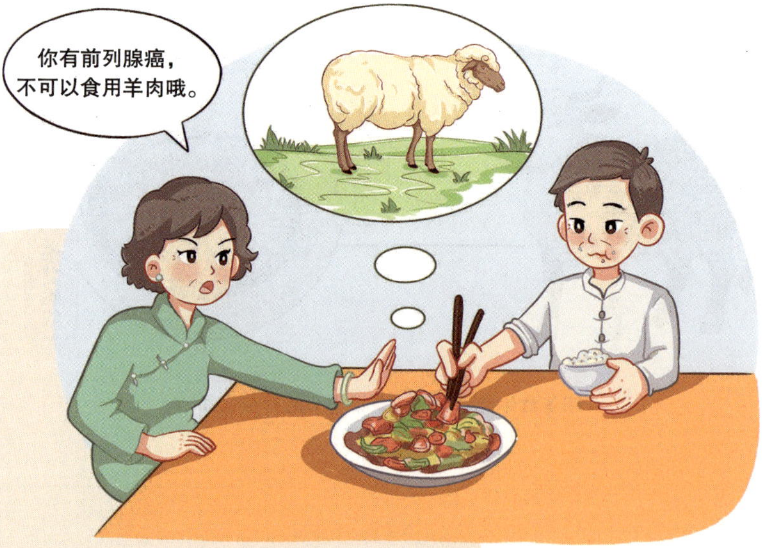

194. 前列腺癌患者可以吃人参吗

答 老百姓都知道，人参具有大补元气、补脾益肺、生津安神的功效。按理来讲人参对癌症患者是有好处的，能诱导癌细胞凋亡，抑制癌症转移，与化疗药物联用能起到增效减毒等诸多作用。但是对前列腺癌这个特殊的疾病来讲是不能吃的。实验研究人参具有类雄激素样作用，服用后有可能使患者体内的雄激素升高。因前列腺癌是由于男性体内雄激素刺激所致，服用人参后患者体内的雄激素可能会升高，这样可能会使病情加重，故前列腺癌患者一定不要服用人参。

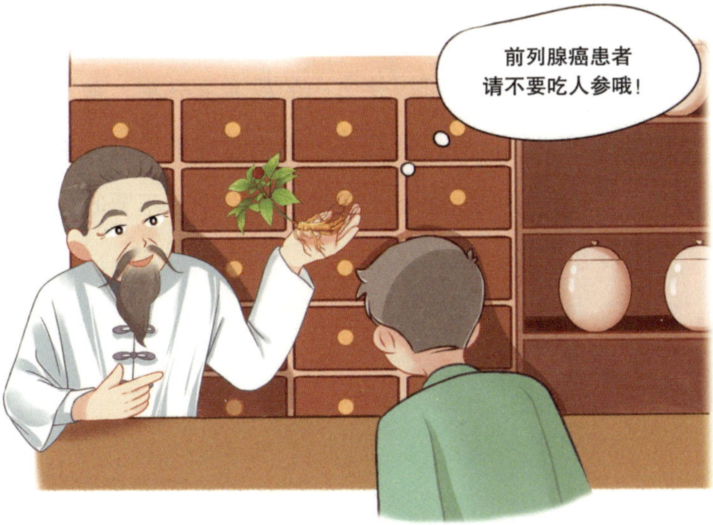

195. 前列腺癌患者可以吃鹿茸和冬虫夏草吗

答 前列腺癌患者是绝对不可以吃鹿茸和冬虫夏草的。我们大家都知道，鹿茸和冬虫夏草是滋补品，可以说是补肾壮阳的绝对的大补药，我们也经常提到，这些补肾壮阳药物大多有类雄激素样作用，服用鹿茸和冬虫夏草可以使体内的雄激素升高，血清前列腺特异性抗原也会升高，使患者病情发展，造成不可逆的结果。患者一定要注意，千万不要吃鹿茸和冬虫夏草。

196. 前列腺癌患者可以吃海参吗

答 海参有人称为“海人参”，因补益作用类似人参而得名，其所含的某些元素对人体是很有益的，对于前列腺癌患者来说，可以食用。虽然报道其有一定的抗癌作用，但作为食品，药用价值有限。

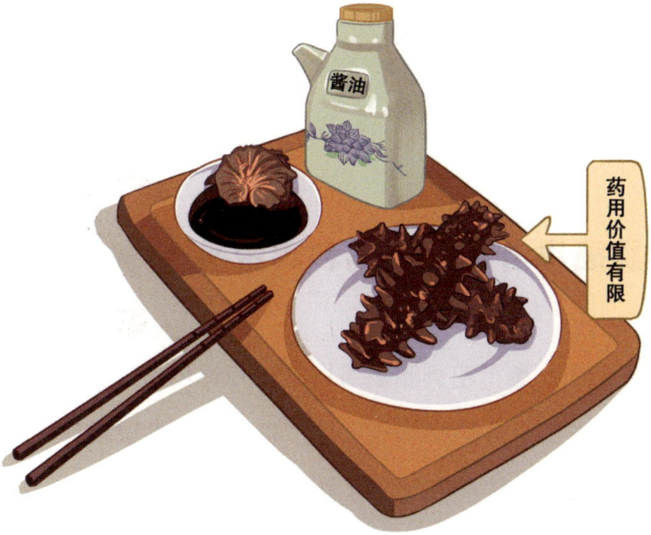

197. 前列腺癌患者可以吃无鳞鱼吗

答 前列腺癌患者可以多吃鱼，包括无鳞鱼。因为鱼肉富含甲硫氨酸、赖氨酸、脯氨酸及牛黄氨酸等优质蛋白，有改善血管弹性、顺应性及促进钠盐排泄作用，因此对前列腺癌患者是适用的。

无鳞鱼是指天生无鳞和鱼鳞很小的鱼种，并不单单指一点鱼鳞都没有的鱼。无鳞鱼含有较高的胆固醇，但是老年人和肥胖的人应该尽量少吃些。另外，无鳞鱼和有鳞鱼相比，更偏温性、易产热，因此热性体质如平时容易上火、口干、长疮、大便干燥的人应该少吃，否则会加重这些症状。

198. 前列腺癌患者可以吃鸡和鸡蛋吗

答 经常有人会问，患了前列腺癌可以吃鸡和鸡蛋吗，因为民间有一种鸡和鸡蛋属于发物的说法，有病吃鸡和鸡蛋不容易好或者说会复发等，所以应该忌吃鸡与鸡蛋。其实这种说法是没有科学根据的。

现代研究认为，鸡，以及鸡蛋中除有人体所需的8种氨基酸外，还有维生素A、维生素B_2与胆固醇，可以分解和氧化人体内的致癌物质。鸡蛋中的微量元素，如硒、锌等也都具有防癌作用。

因此，前列腺癌患者可以吃鸡和鸡蛋，适量、经常食用鸡和鸡蛋反而会增加机体的抵抗力，增加自身抗病能力。

199. 前列腺癌患者可以吃辣椒吗？

答 辣椒是一种营养极为丰富的蔬菜，一些研究发现从辣椒中提取出来的辣椒素能够影响癌细胞代谢，起到协助杀灭癌细胞的作用，是一种非常好的防癌食品。

但什么东西也不是绝对的，辣椒素也是一柄双刃剑，对于前列腺癌患者来说，食用辣椒后，辣椒素随着身体代谢到达膀胱，可能会刺激膀胱黏膜引起不适，因前列腺紧邻膀胱，也可能会受到波及引起前列腺部位的不适。因此还是建议患者不吃为宜。

200. 前列腺癌患者可以饮酒吗？

答 目前虽没有证据证明饮酒对前列腺癌的复发有确切的影响，但是本身在前列腺癌术后机体的抵抗力就差，同时该病本身就属于容易复发的疾病，不饮酒会对身体大有好处。另外，酒精可以刺激垂体的分泌，加快细胞分裂的速度，增加癌症发生的易感性，长期饮酒会抑制人体的免疫系统，降低机体对外来致病因素的抵抗力，久之容易引起癌症复发。因此，前列腺癌患者不应该饮酒。

201. 吃保健品对前列腺癌患者有帮助吗

答 前列腺癌患者应以天然食品为主，而各式各样的保健补品，通常不建议在治疗期间使用，特别是具有很强的补肾壮阳药更不要吃，道理大家已经知道了。另外，虽然补品都宣称有各种疗效，但很多都尚未有明确的研究证据体现在癌症患者身上。

202. 吃发物会促进肿瘤生长吗

答 所谓的发物大多是指腥膻味、辛热性或是生发性的，主要包括水产品中的带鱼、鲤鱼、螃蟹、虾和海参等，肉类的牛羊肉和鸡肉等。但对于前列腺癌患者来说，发物到底会不会促进肿瘤的生长，至今尚无证据与肿瘤的发病和加重有必然联系。那患了前列腺癌以后到底能不能吃呢？答案是要视自身的状况而定，如果患者本身就对这些食物过敏，就应该避免。对于刺激性过大的食物，还是要少吃为好。而对于鱼、猪肉、牛肉等都是富含蛋白质的食物，如果过于听信“发物”会促进肿瘤的生长而少吃甚至不吃，会影响优质蛋白的摄入。因为肿瘤本身就是消耗性的疾病，肿瘤细胞的生长要比正常组织更加快速，消耗更多的能量，没有足够的营养补给，身体状况是扛不住的，就不能提高免疫力来对抗肿瘤，防止并发症的产生。

203. 吃得不好、营养摄入少能饿死肿瘤吗

答 有的人认为营养越好，癌症就会生长得越快，所以就严格控制饮食，宁可自己少吃一点、素一点，甚至这个不吃那个不敢吃。但其实癌细胞的生长速度，不是由营养状态所决定。“饥饿疗法”反而会让患者身体消耗更快，加速疾病恶化。如发生营养不良，肿瘤会掠夺正常细胞营养，甚至消耗人体蛋白，最后饿死的只能是患者本人而不是肿瘤。

204. 前列腺癌患者经常喝汤有好处吗

答 在传统的观念里，很多人认为喝汤就能补充营养，煲汤大补，精华都在汤里。实际上，前列腺癌患者喝汤更多是补充水分、享受美味和满足口感。汤水的美味来自肉制品中的游离氨基酸、核苷酸和低聚肽，这些都是重要的鲜味和甜味的呈味物质，有利于激发患者的食欲。但有些时候，汤煮的时间过长，味道好了，但营养价值却大打折扣。一般来说，汤熬到2小时以后，食材里溶解出来的氨基酸将被破坏，丰富维生素也荡然无存。所以炖汤，一般控制在1～1.5小时是比较科学的。另外，长时间煲煮的海鲜、肉等高蛋白食物中的嘌呤会有很多溶解在汤里，摄入高嘌呤会导致尿酸增高。

205. 多吃含硒食物对前列腺癌患者有帮助吗？

答 硒是人体必不可少的一种微量元素，能够增强人体的抗癌能力和提高其免疫力。而且还具有抗氧化、抗衰老、修复细胞等作用。而前列腺癌患者免疫力低下，使得癌细胞更容易蔓延、分化和转移，随之也就加大了前列腺癌的复发和转移的风险。硒既可以提高机体的免疫力，又具有预防前列腺癌等癌症的复发和扩散的作用。

富含硒的食物有谷类、蔬菜、水果、鱼虾类等。豆类食物中如黄豆、红豆、绿豆等含硒成分比较多。另外如玉米、小麦胚粉等，这些日常经常吃的食物有非常好的补硒效果。蔬菜中补硒好的食物有菠菜、大蒜、白菜等。水果中含硒成分较多的有桂圆、桑葚、葡萄、海棠、苹果等。鱼虾动物内脏等均含有丰富的硒。

206. 多吃蘑菇等菌类对前列腺癌患者有帮助吗？

答 菌类食物对前列腺癌患者是有帮助的。研究发现，香菇所含的香菇多糖具有抗癌作用；蘑菇对人工诱发的小鼠的癌细胞具有抑制作用。二者都是很好的抗癌食品。